JN228690

くびれ 腹凹 若返り
思うまま!

フランス式
1分膣トレ

パーソナルトレーナー
ベルジェロン容子

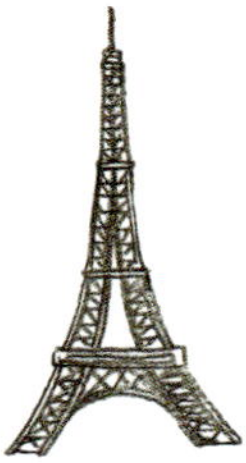

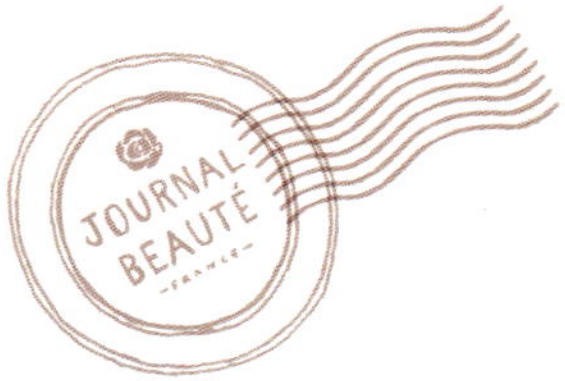

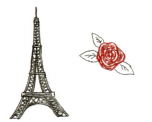

『膣トレ』先進国
フランスの女性は
いくつになっても
美しい

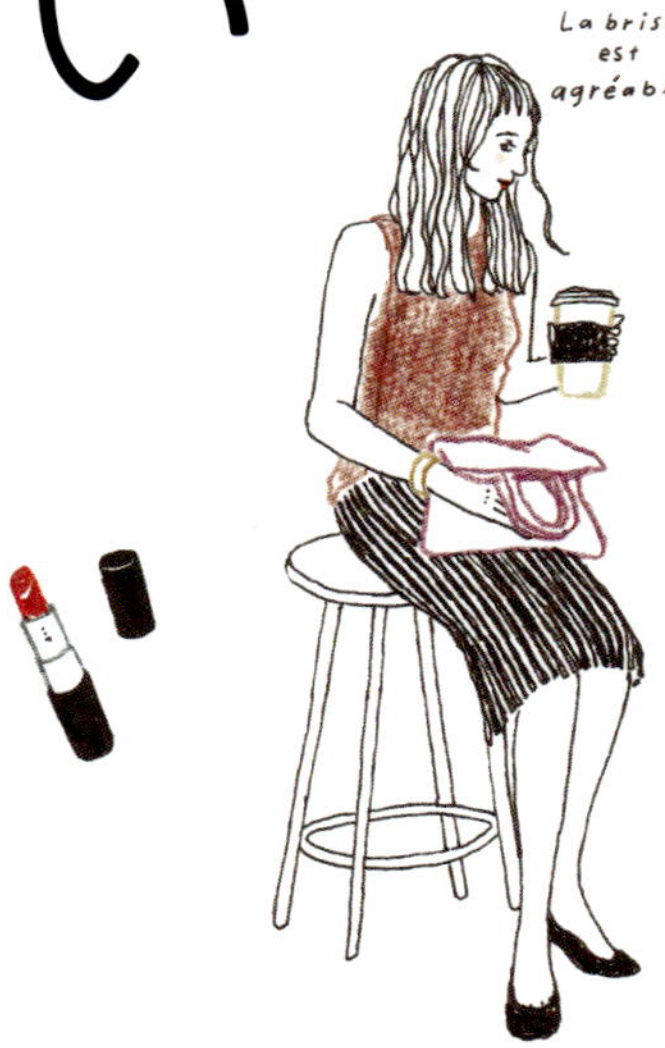

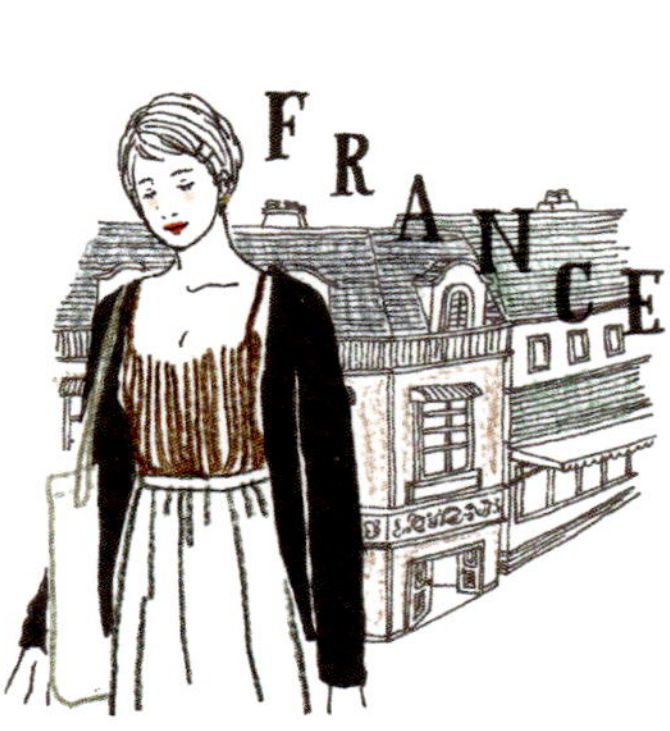

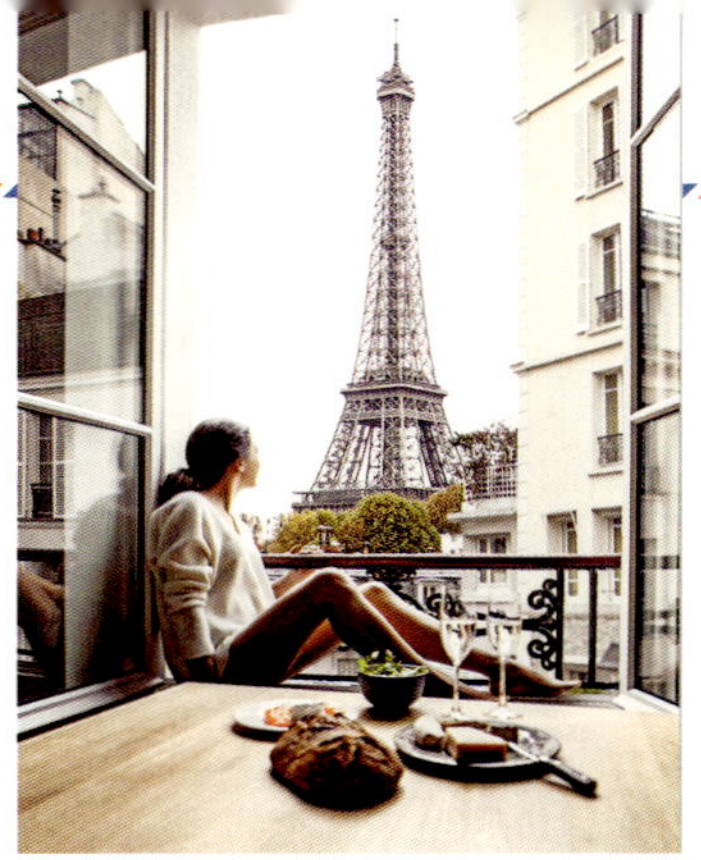
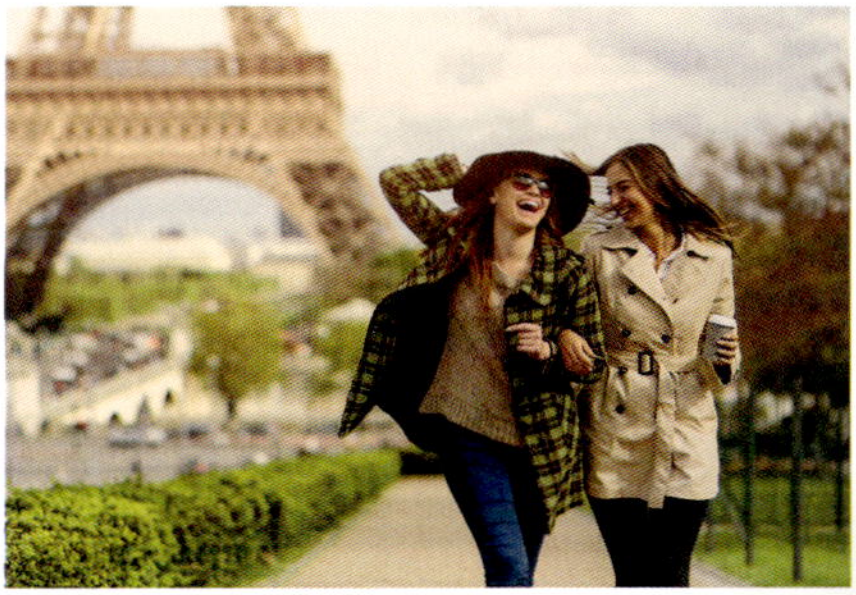
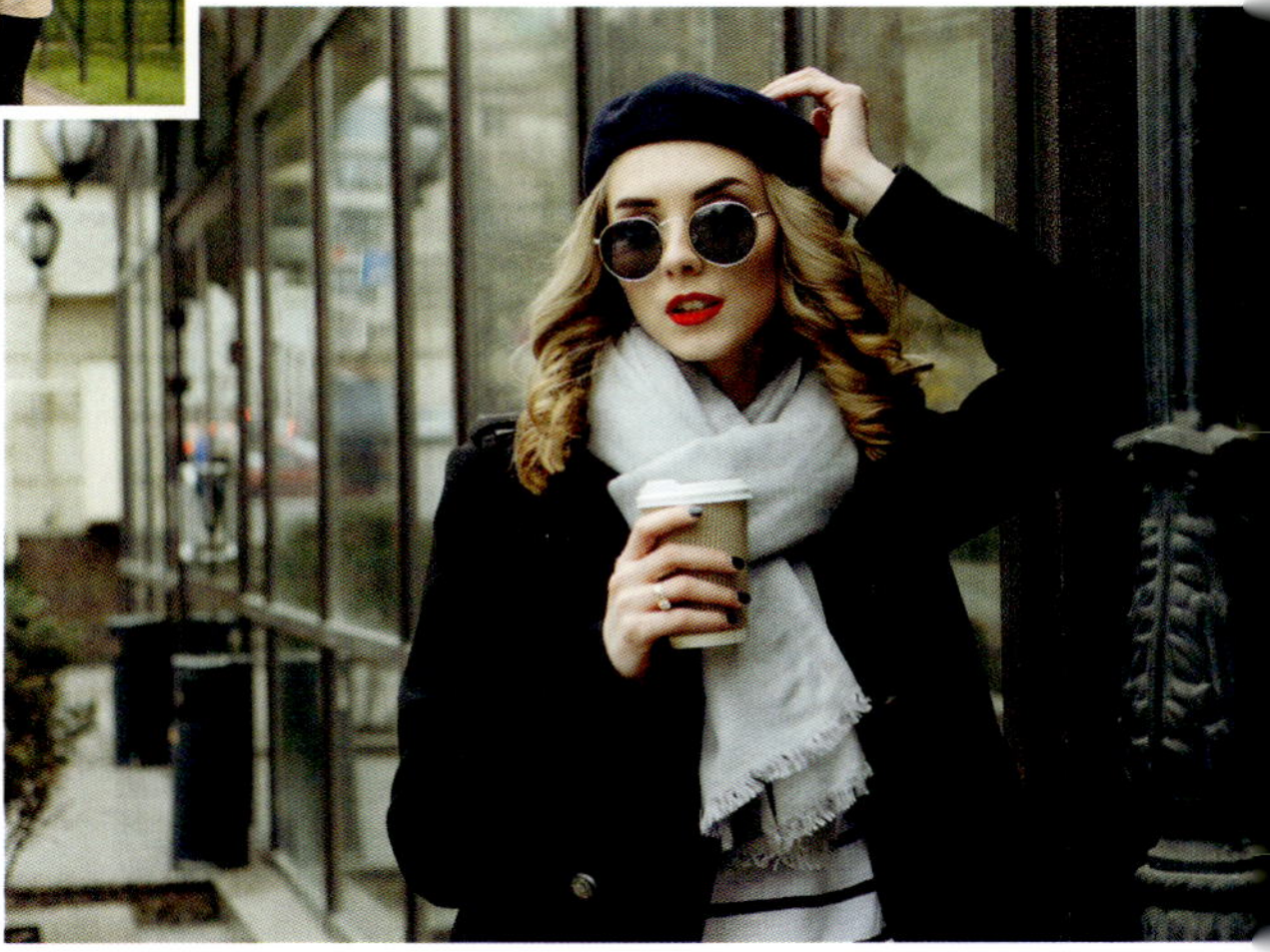
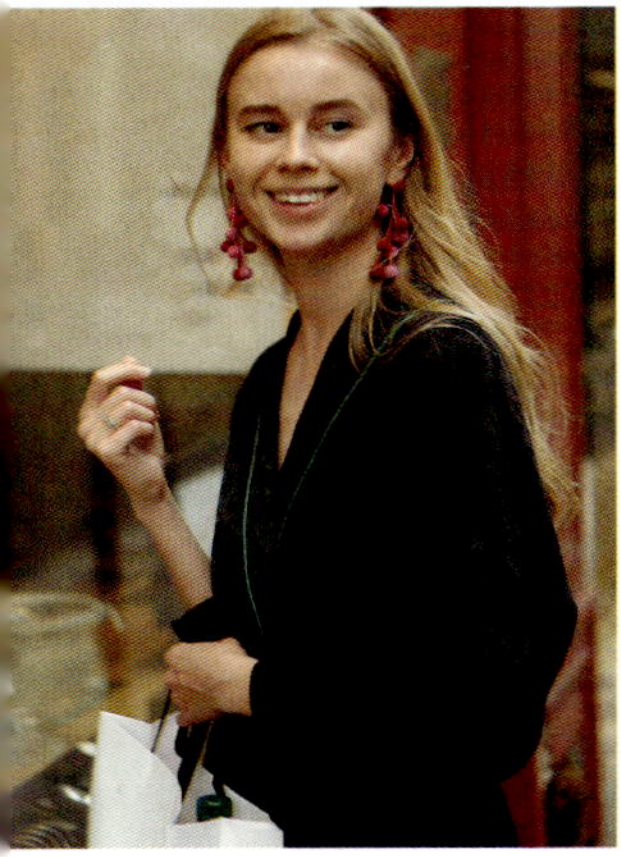
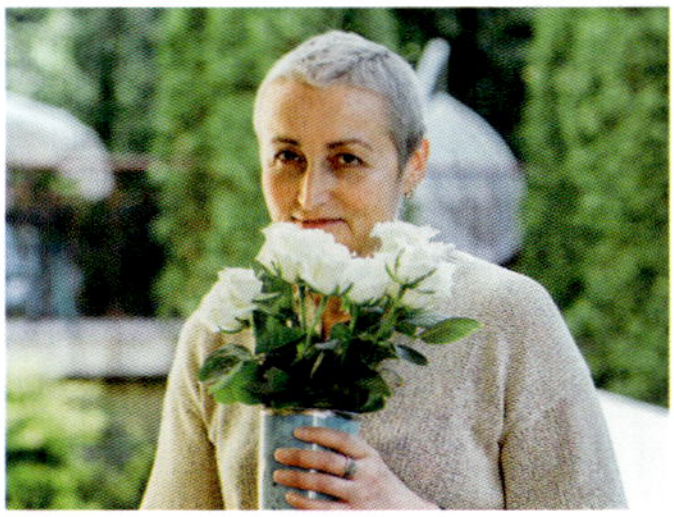
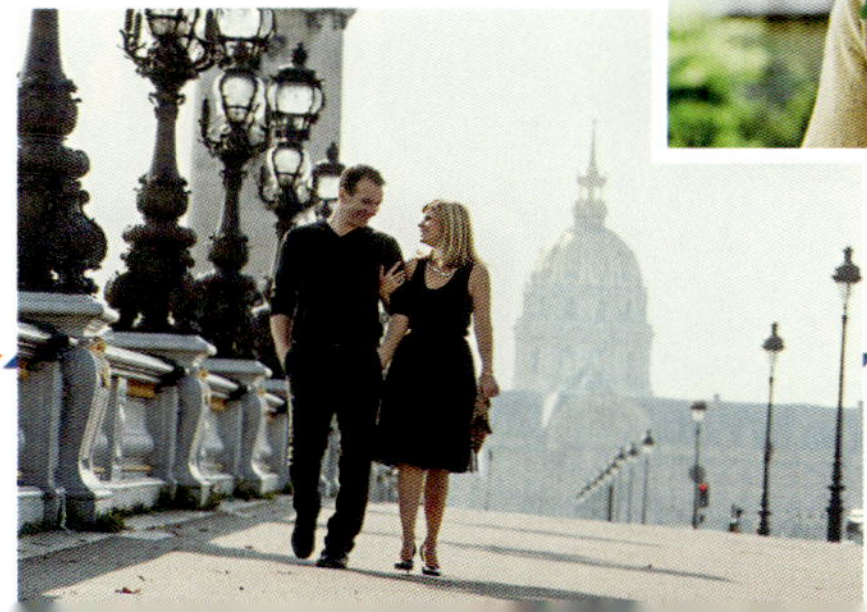

フランス女性の『膣トレ』事情アンケート

フランスの女性の膣トレに関する認識や効果体験を、
在住の30代～50代の女性にアンケート。
その認知度や実践率は？ どんないい影響があったの？
日本とは異なる膣トレの常識が明らかになりました！

Q
『膣トレ』を知っていますか?

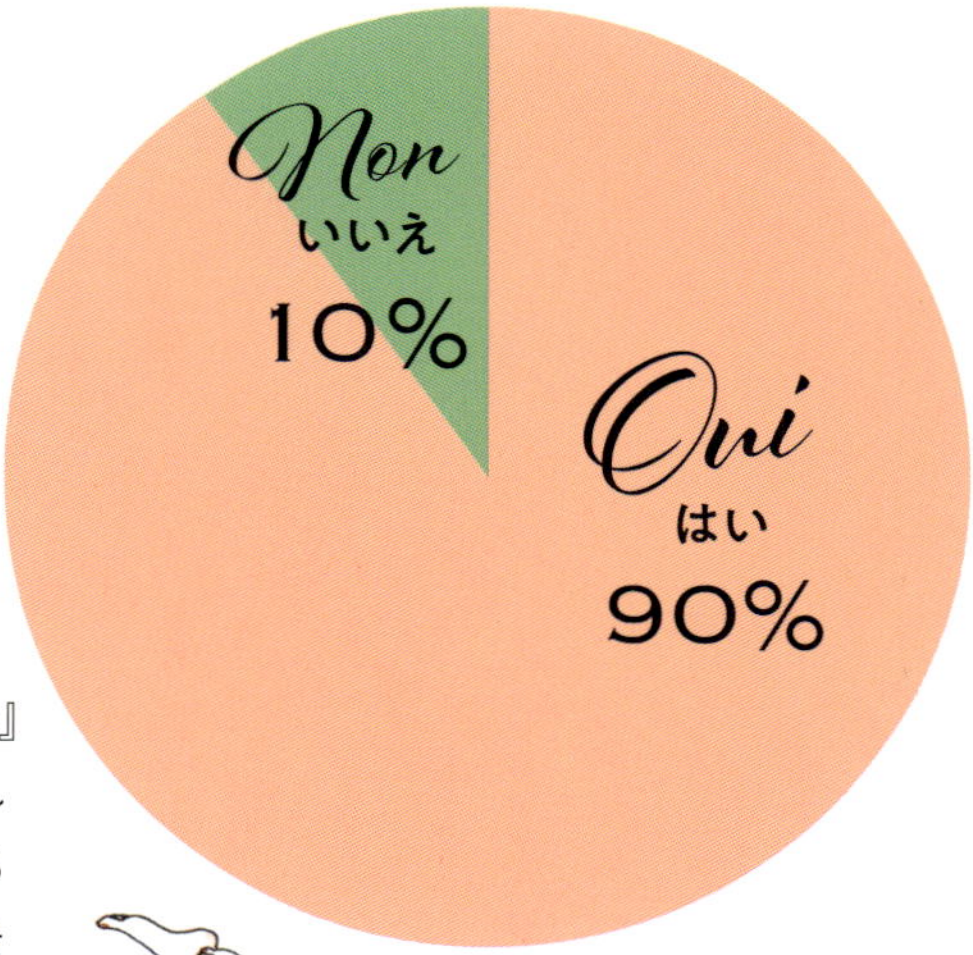

A
膣トレはフランス女性の常識! 9割が知っている

フランスでは産後、産婦人科医が『膣トレ』の処方箋を出し、ほぼ100％が膣トレをします。産後に限らず医師の処方箋があれば国民健康保険で受けられます。そのため認知度が高いのです。その必要性についても多くの人が「女性であるために不可欠なこと」ととらえています。

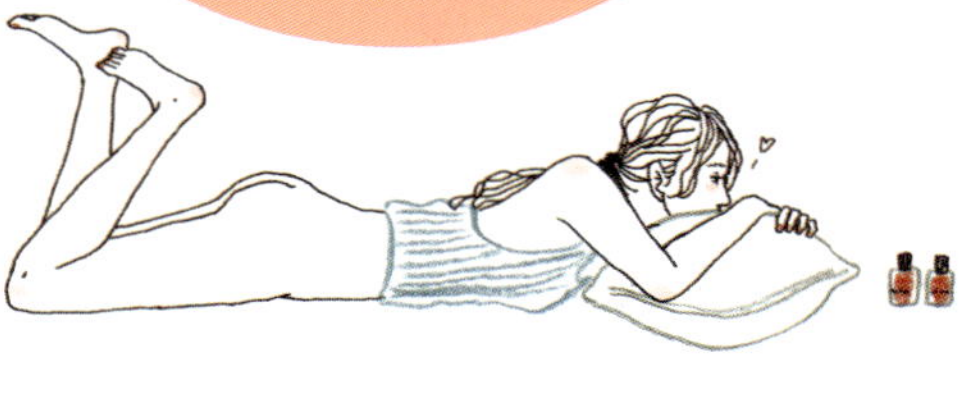

Q
膣トレをして体にいい影響はあった?

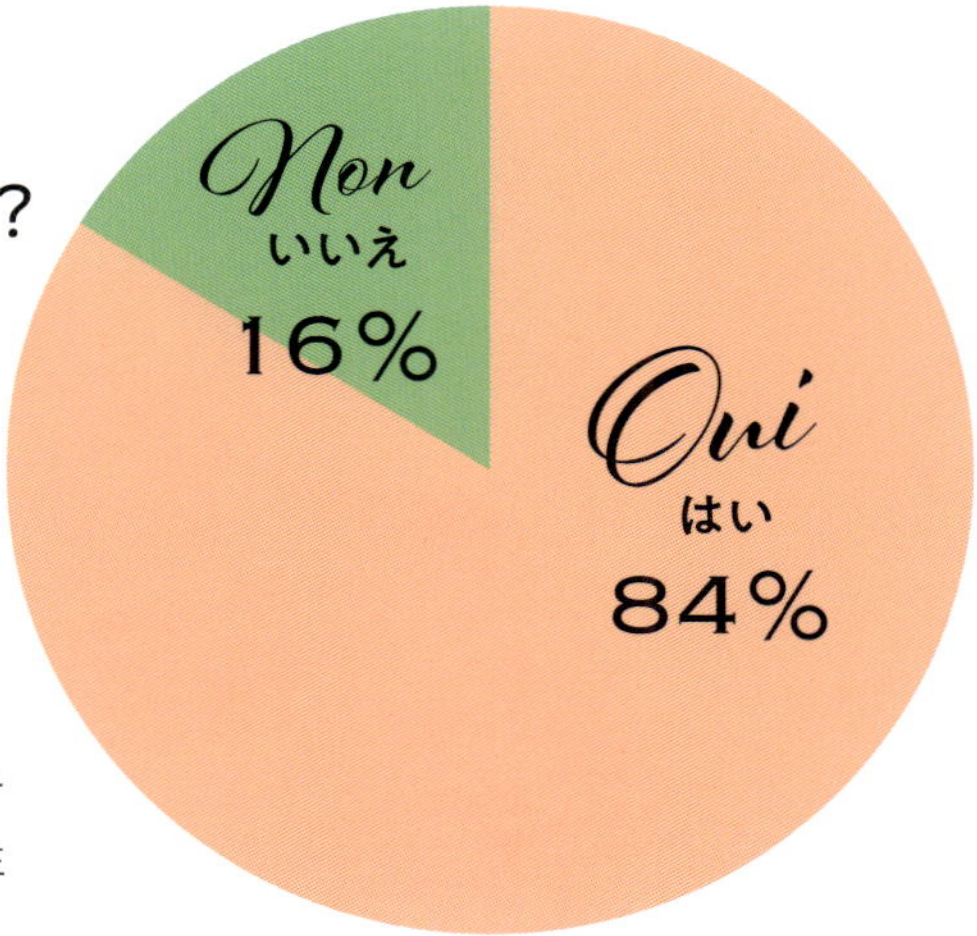

A
女性にとって膣トレは重要だと考える人が多数

骨盤底筋群を動かす膣トレはかなりキツイそう。でも「体験してはじめて女性にとって膣トレが重要だとわかった」、「内臓を支えている骨盤底筋群の理解が深まった」など、ペリネ(フランス語で膣および骨盤底筋のこと)を深く知ることができてよかったという人が多数。

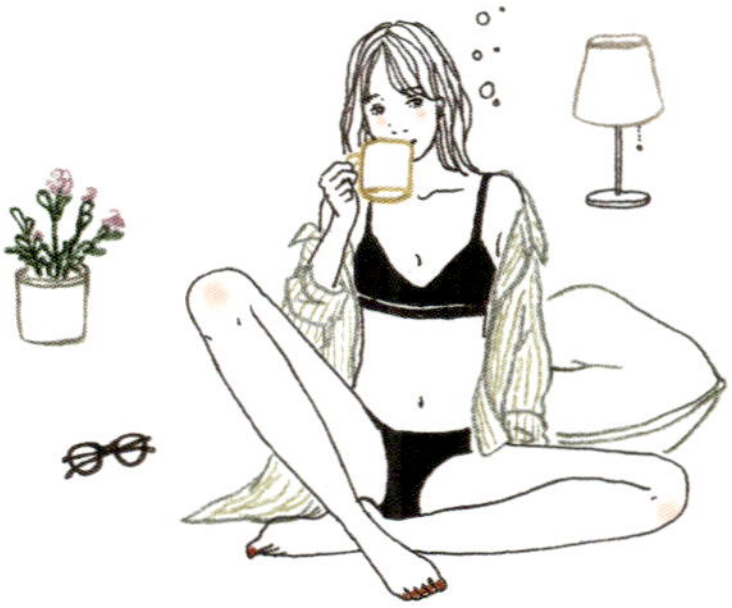

Q
膣トレでどんな効果があった?

A

- 尿もれが改善した
- 産後太りから脱することができた
- ぽっこり下腹が凹んだ
- 気分の浮き沈みが軽減した
- 姿勢がよくなった
- 腰痛や肩こりがラクになった

著者も『膣トレ』で産後19kg減できました!

フランスで膣トレに出合い、その高い効果に感銘を受けました。3人目はアメリカで出産しましたが、フランスでの2回の出産で身につけた膣トレのメソッドを実践し、短期間で食事制限もせず簡単に体が引き締まっていったのです。ほかのエクササイズと合わせることで、さらに驚くべき効果を期待できることも、膣トレの魅力だと感じています。

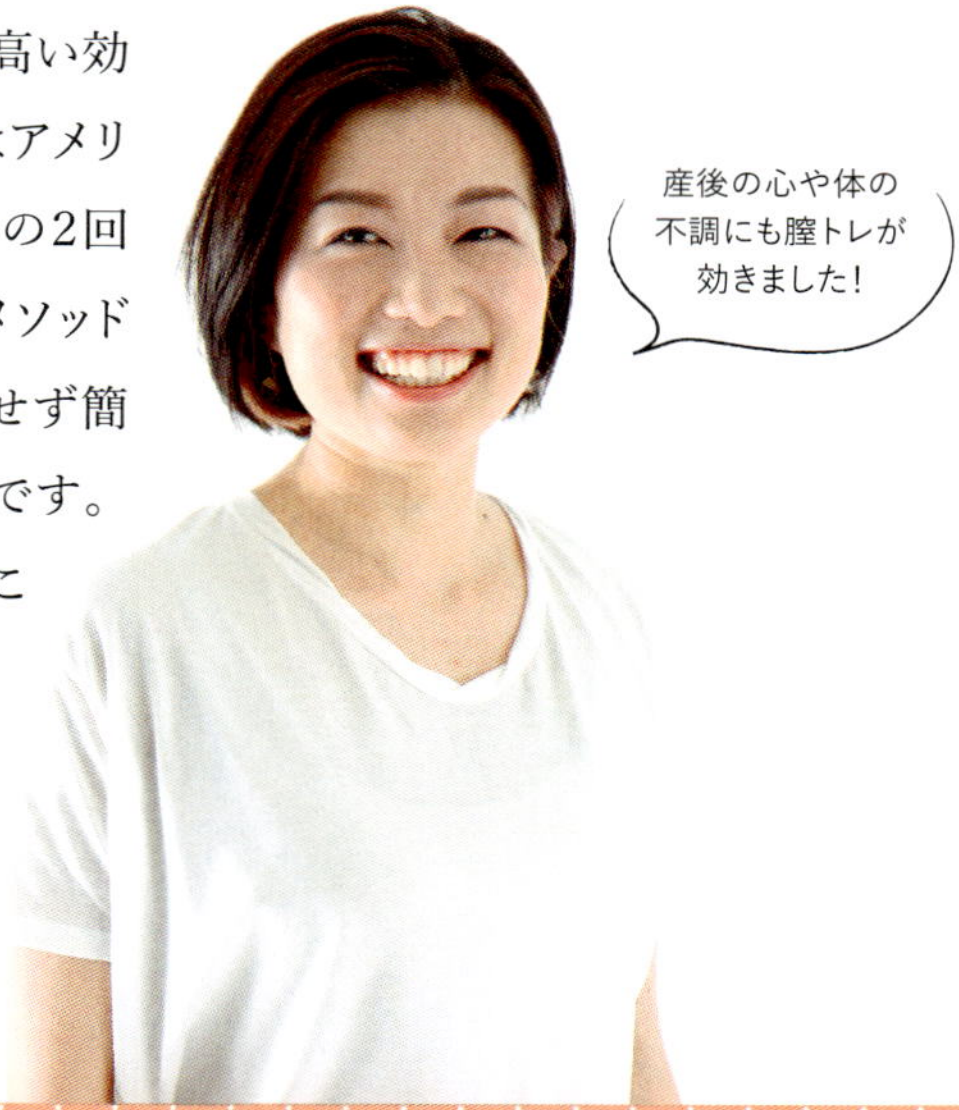
産後の心や体の
不調にも膣トレが
効きました!

BEFORE

3人目出産後、
3か月の1枚。
まだ太め（笑）

ここで
膣トレ!

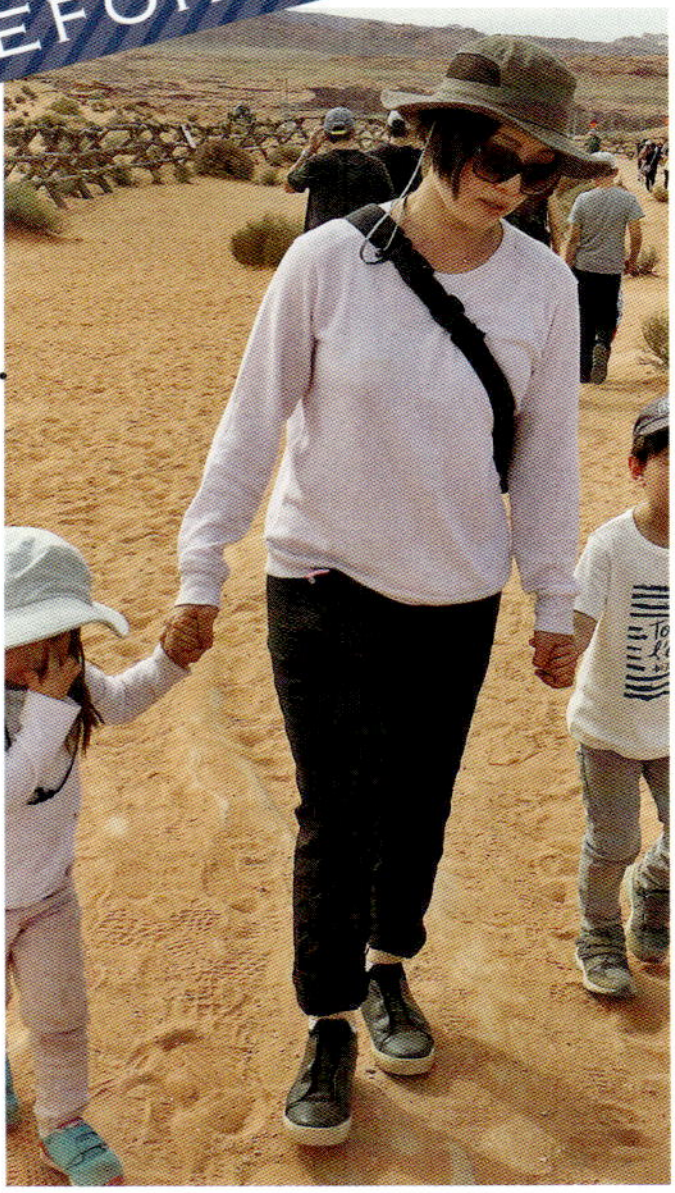

デニムは
4サイズ落ち
出産前の体型を
目指し中

AFTER

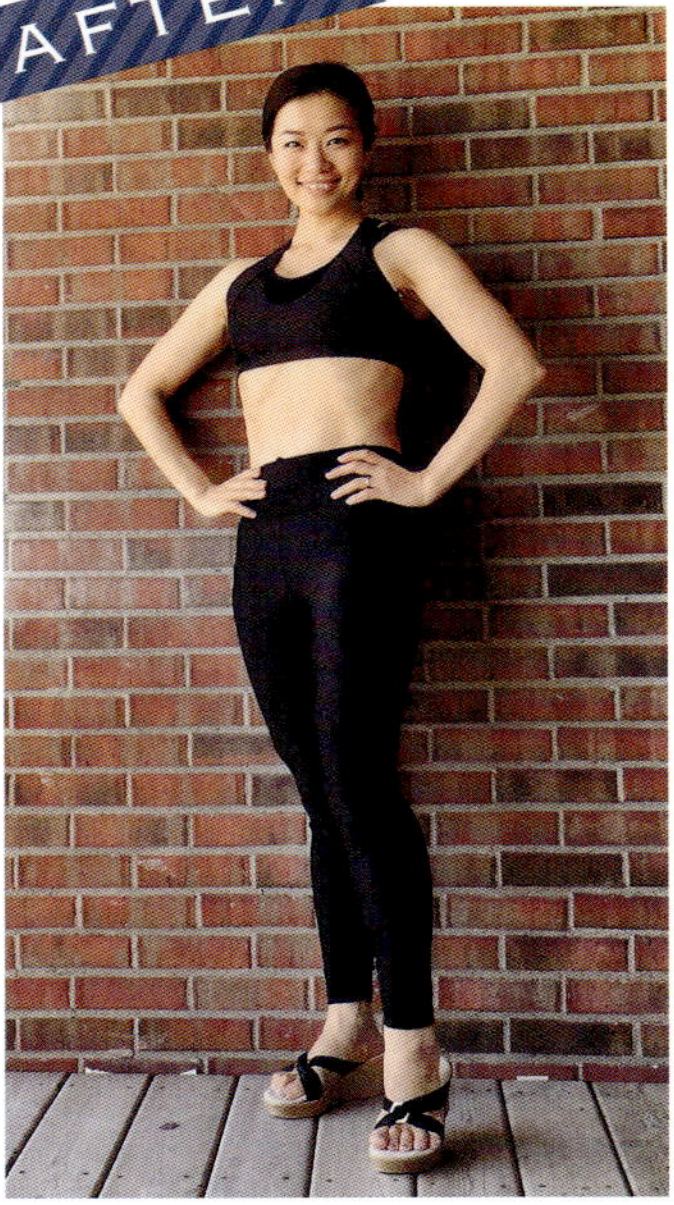

ベルジェロン容子の
膣トレHISTORY

2006　結婚

2011　フランスへ

2012　第1子出産　**体重20kg増**
膣トレと出合う　**体重14kg減**

2015　第2子出産　**体重16kg増**
膣トレを続ける　**体重17kg減**

2018　第3子出産　**体重17kg増**
膣トレでさらに美ボディに！
体重19kg減

2019　デニムサイズは27インチ ➡
23インチになったところ

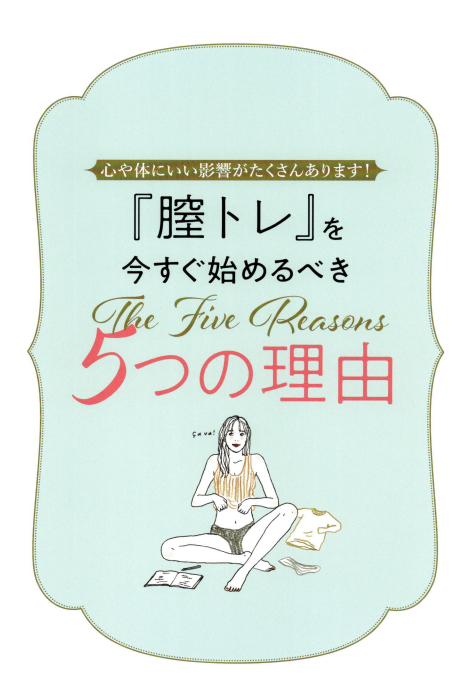

心や体にいい影響がたくさんあります！

『膣トレ』を今すぐ始めるべき

The Five Reasons

5つの理由

『膣トレ』を
今すぐ始めるべき
5つの理由

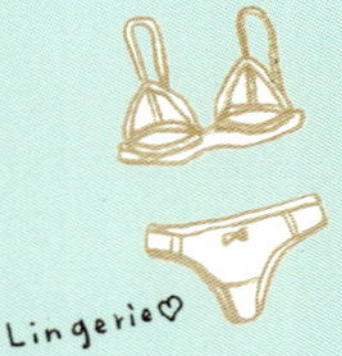

Reason1
ボディメイキング

膣トレを行うと、骨盤内にあって内臓を下から支えている筋肉の骨盤底筋群をほぼすべて鍛えられます。この筋肉はぽっこり出た下腹を凹ませ、くびれたウエストをつくるコア中のコア的筋肉。その動かし方を習得し、膣トレが習慣化できれば女性らしいボディに。

こんな効果があります

- おなかが凹む
- くびれが復活
- メリハリボディになる
- 美姿勢になる

『膣トレ』を
今すぐ始めるべき
5つの理由

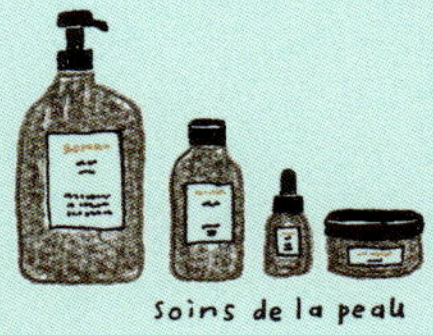

Reason2
アンチエイジング

加齢とともに骨盤まわりの筋肉も老化します。尿もれもこの筋肉の衰えが原因のひとつ。膣トレは尿もれ予防に大きな効果があります。骨盤まわりの筋肉をしっかりキープできれば、*40代女性の3人に1人以上が経験あり、という尿もれの対策や予防にもなります。

*ユニ・チャーム調べ

こんな効果があります

- 尿もれ防止
- 内臓下垂防止
- 美肌になる

『膣トレ』を
今すぐ始めるべき
5つの理由

Reason 3 女性ホルモン力アップ

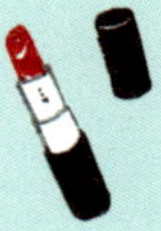

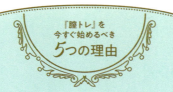

下腹部が冷えている女性は、生理痛や生理不順に悩んでいる人が少なくありません。膣トレで膣まわりや下腹部の血流がよくなると、卵巣や子宮の働きが活性化。女性ホルモンの乱れによる生理不順やPMSなどの不調を改善するサポートになります。

こんな効果があります

- 生理前・生理中の不調改善
- 更年期の不調改善
- 妊娠力アップ

『膣トレ』を
今すぐ始めるべき
5つの理由

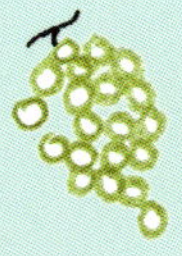

Reason 4
健康力アップ

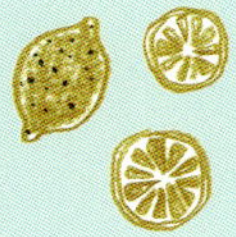

膣トレは骨盤底筋群を刺激するエクササイズです。同時に呼吸や体幹を支えるインナーマッスルも連動して動かせます。すると体の内側から全身の血行がよくなり、こりや冷えが改善。また、呼吸が深くなることで、自律神経のバランスが整って、慢性的な疲れから体が解放されます。

こんな効果があります

- 冷え解消
- 疲れにくくなる
- 便秘が改善
- 肩こり、腰痛がラクになる

『膣トレ』を
今すぐ始めるべき
5つの理由

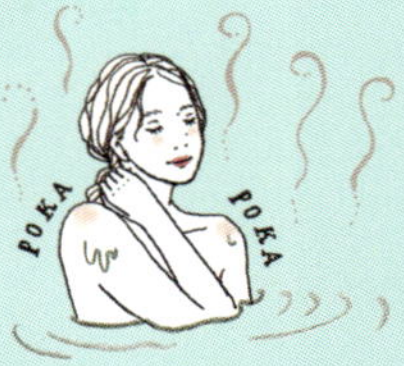

Reason5 ハッピー力アップ

メンタルもエストロゲンなど女性ホルモンの影響を受けています。膣トレで女性ホルモンのバランスが整えば、生理周期や更年期などで、ホルモン量の変化があっても振りまわされず、気持ちが安定するでしょう。また気持ちが安定することで、イライラやうつ気分が減って、ハッピーな毎日を過ごせるように。

こんな効果があります

- 気持ちの落ち込みが減る
- イライラしなくなる
- やる気が出る
- 小さなことが気にならなくなる

気づかないうちに進行しています！

膣ゆるみ度チェック！

カラダ力チェック

□座りっぱなし、立ちっぱなしなど、同じ姿勢を長時間とっている
□歩くときにペタペタと音がする
□睡眠時間が短い。または十分に寝ていないような気がする
□キツいガードルを着用している
□尿意がなくても念のためトイレに行きがち
□ランニングが習慣だ
□咳、くしゃみ、大笑いをしたときに尿もれをしてしまうことがある
□イスに座っているとひざが開いてしまう
□やせているのにおなかが出ている
□猫背など、姿勢が悪いと言われる

体質チェック

□手先、足先が常に冷たく、冷え性だ
□便秘がち

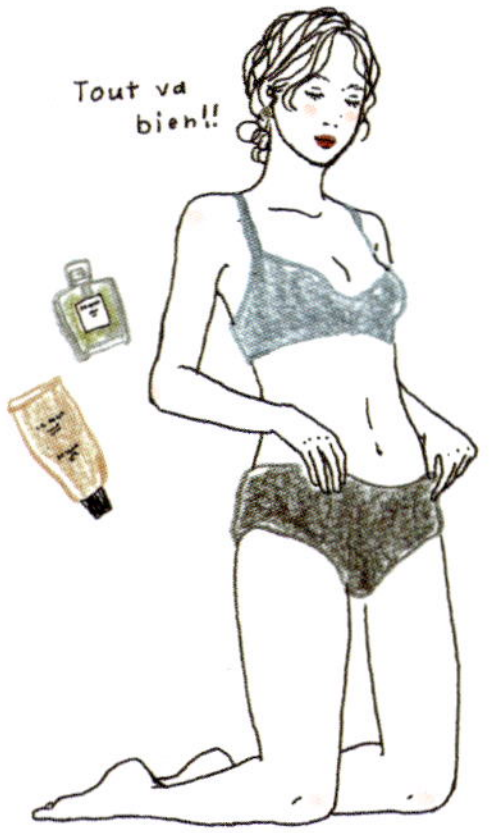

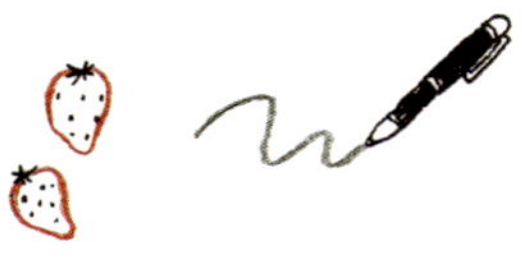

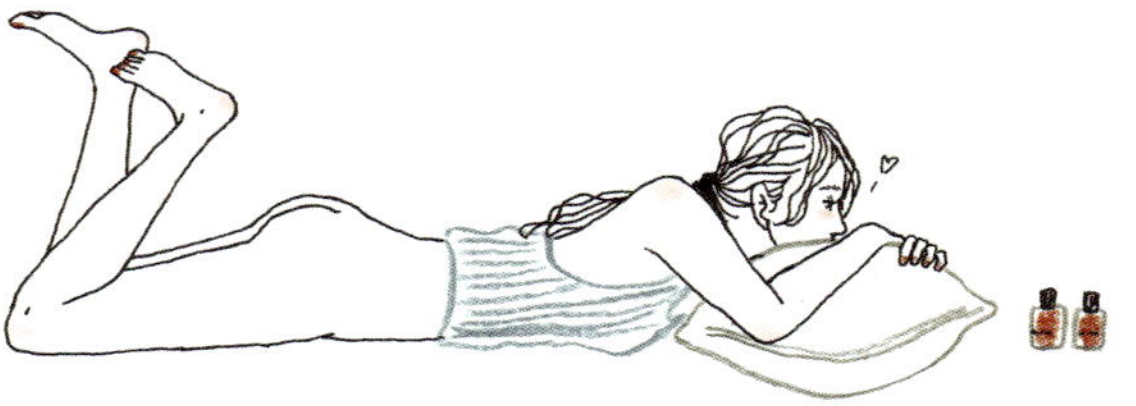

□SEXのときに痛みを感じたり、濡れづらい
□髪や肌が乾燥タイプだ

食生活チェック

□フルーツや生野菜を食べることが多い
□甘いもの、辛いもの、味の濃いものなどを無性に食べたくなる

心チェック

□常にストレスを感じている
□愚痴を口に出すことが多い
□どちらかというとネガティブ思考だ

3つ以上思いあたったら、すぐに膣トレを始めましょう！

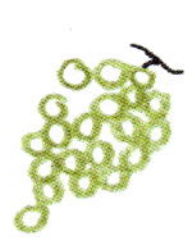

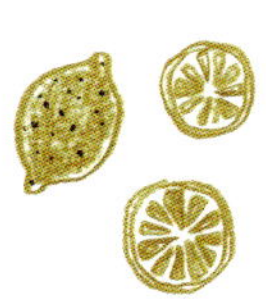

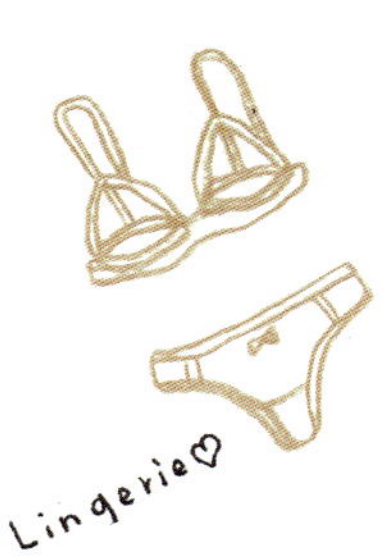
Lingerie♡

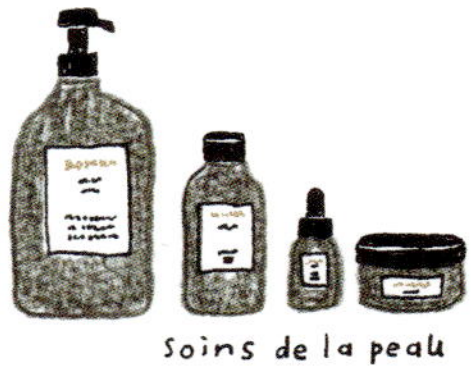
Soins de la peau

CONTENTS

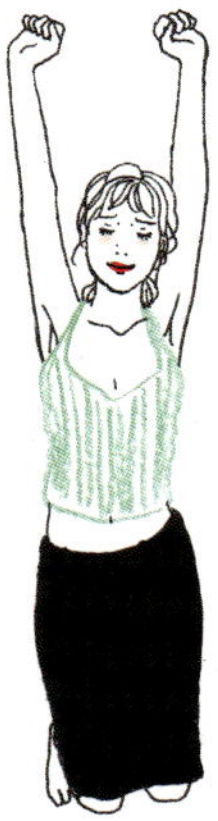

PART 1

美と健康の大もとは実はココ！

膣とキレイのつながり大解剖

PART 2

おなかがみるみる凹んで全身が整う

寝転がって行う ベーシック膣トレ

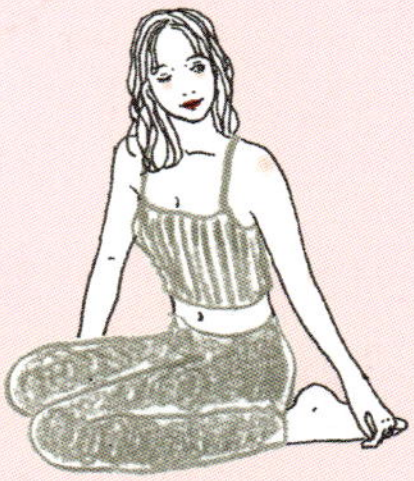

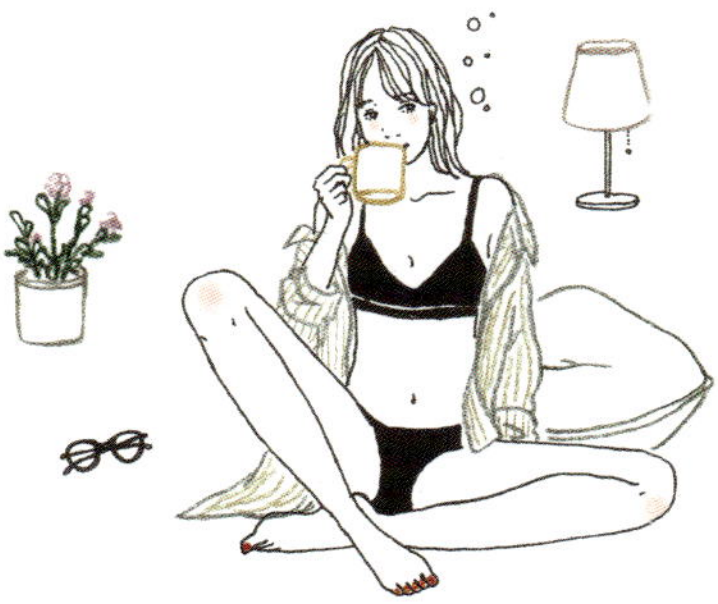

COLUMN

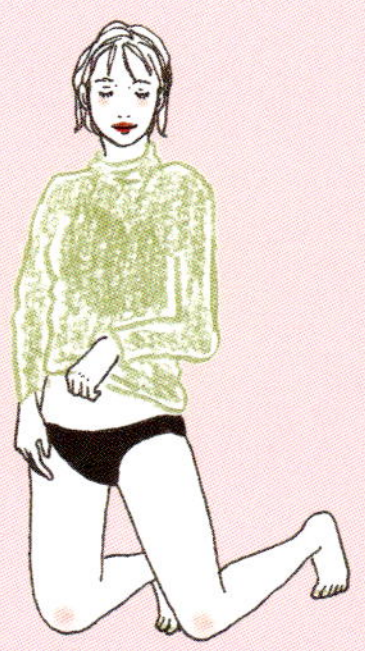

PART 3

すき間時間に1分
立ったままでできる! 1ポーズとるだけ膣トレ

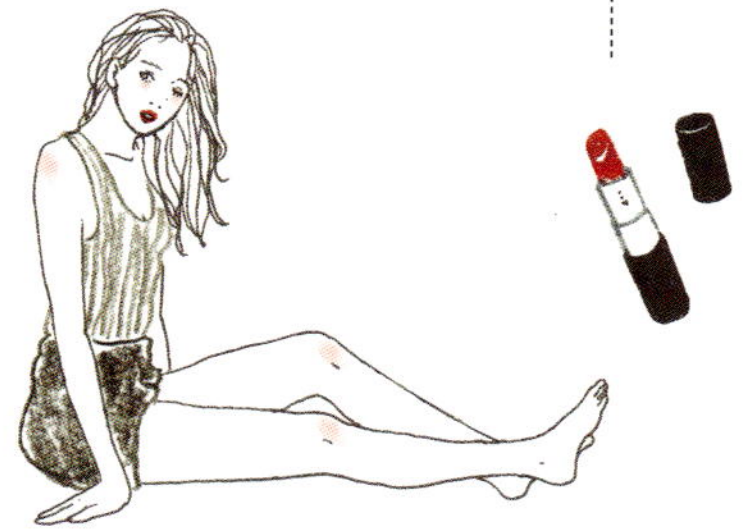

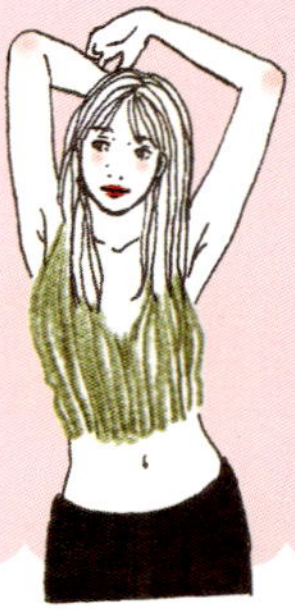

COLUMN

COLUMN

PART 4

日常の何気ないことが大切!

ペリネにやさしい生活術

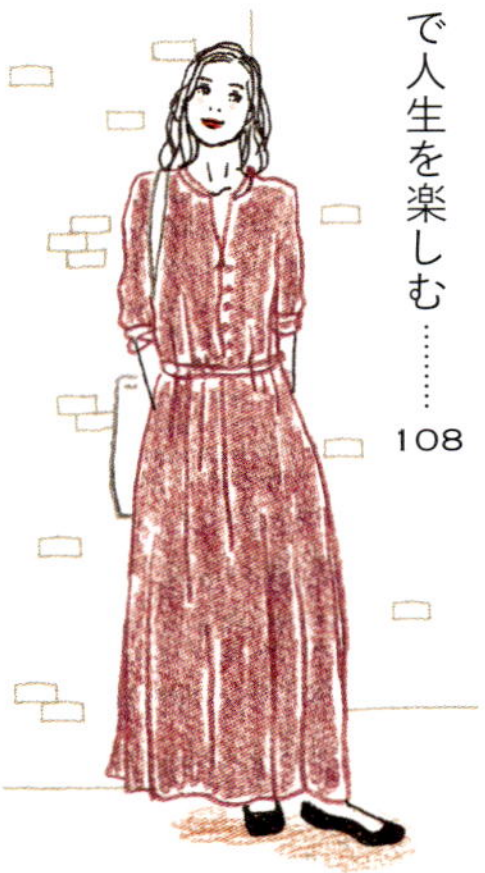

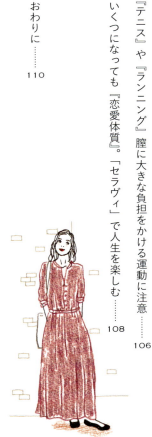

本書の使い方

腟を効率よく鍛えて、効果を早く出すためのポイントを紹介します。下記を参考にして、今日からスタートしましょう!

PART 2 寝転がって行う ベーシック膣トレ

『膣トレ』の基本は、まずここからスタート。毎日の習慣にしましょう!

P50～の膣呼吸＋P54～69の1分膣リセットを組み合わせて

PART2で紹介した膣呼吸は膣を鍛える呼吸の基本です。この呼吸をしながら、体を動かすポーズを行います。

QRコードがあるところは音声を聞きながら行ってみて

QRコードから聞ける音声ガイドに合わせて行うのがおすすめです。QRコードをお手持ちのスマートフォンなどで読み取り、音声を聞くことができます。

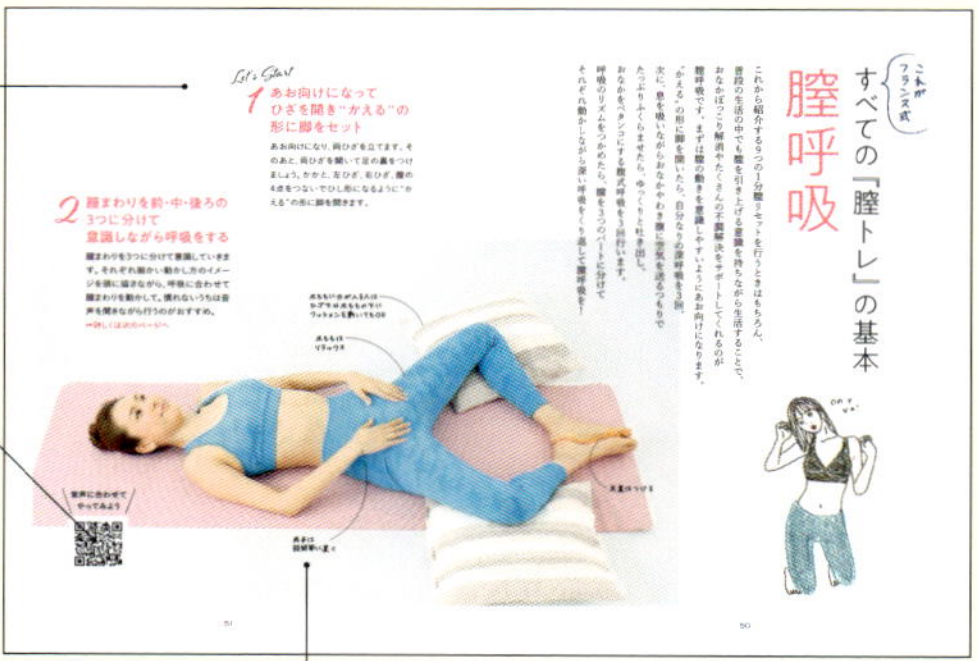

エクササイズのときの注意したいポイントもチェックして

PART 3 立ったままできる! 1ポーズとるだけ膣トレ

電車で立っているとき、信号待ちで、立っているときに1ポーズで『膣トレ』!

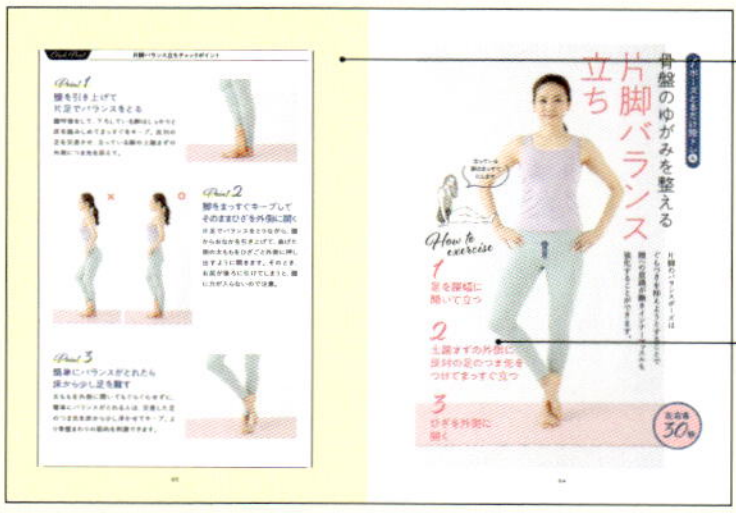

最初に行うときはPoint解説を一回読むと効果的

How toにしたがって好きなポーズをとるだけ

COLUMN

- **膣トレ24H メニュー**
- **寝る前 膣リラックス ストレッチ**

コラムでは、生活の中でながらでできる『膣トレ』や鍛えた膣をリラックスさせ、睡眠の質を高めるストレッチを紹介しています。

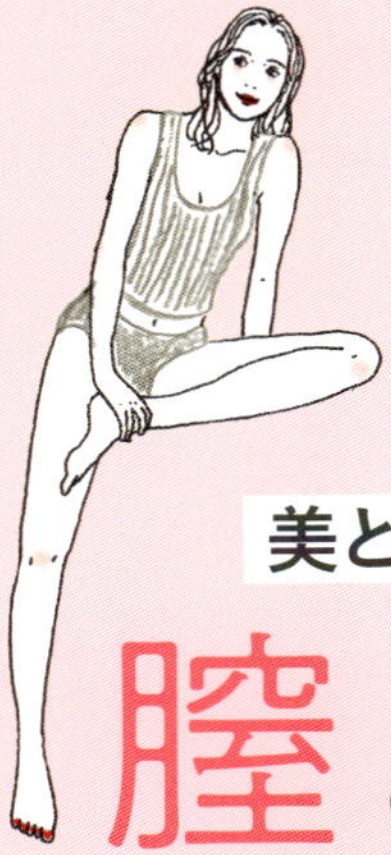

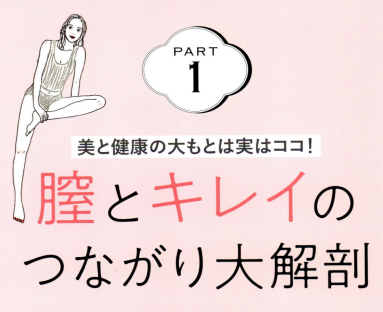

PART 1

美と健康の大もとは実はココ！

膣とキレイのつながり大解剖

膣は子宮の下に続く器官で、女性ホルモンの
影響を受ける部分でもあります。
おなかが凹む、美尻になる、くびれができる、
生理痛や尿もれまで改善!?
膣とキレイの関係を紹介します。

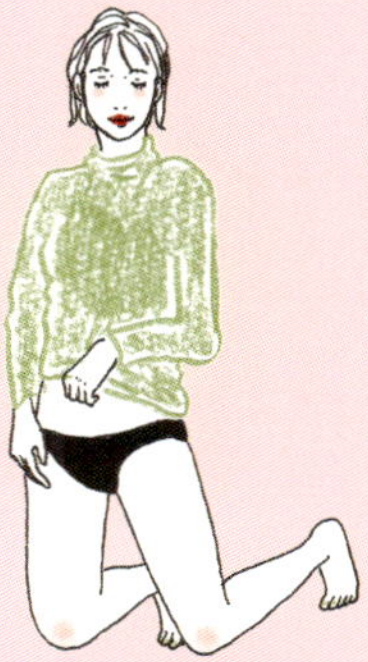

『膣トレ』は体幹を支える筋肉を総動員するから、おなかが凹む

女性のおなかには子宮や卵巣のほか、胃腸などたくさんの内臓がおさめられています。その内臓を支えているのが、『インナーユニット』と呼ばれる４つの体幹の筋肉です。呼吸によって上下する横隔膜、おなかをガードルのように覆う腹横筋、背中をしっかり支える多裂筋、そして内臓と骨盤を下から支える骨盤底筋群がその４つです。これらの筋肉は連動しながら働いて、サポーターのように体幹を支え、正しい姿勢をキープしてくれているのです。逆に、このインナーユニットの筋肉が弱くなると、筋肉で内臓や脂肪を支えられずにおなかがぽっこり出てきます。

『膣トレ』は呼吸とともに膣まわりの筋肉を動かし、骨盤底筋群はもちろん、連動して働くインナーユニットの筋肉を総動員して刺激します。下がった内臓を押し上げて、筋肉の力で脂肪をおさえこんでくれるので、ぽっこり出ていたおなかが凹みます。

体を支える筋肉が
インナーユニット

インナーユニットは4つの筋肉が組み合わさって、ひとつの箱のように体幹に存在し、内臓を支え、正しい姿勢をキープしています。中でも下から骨盤や内臓を支える骨盤底筋群は縁の下の力持ち的存在。

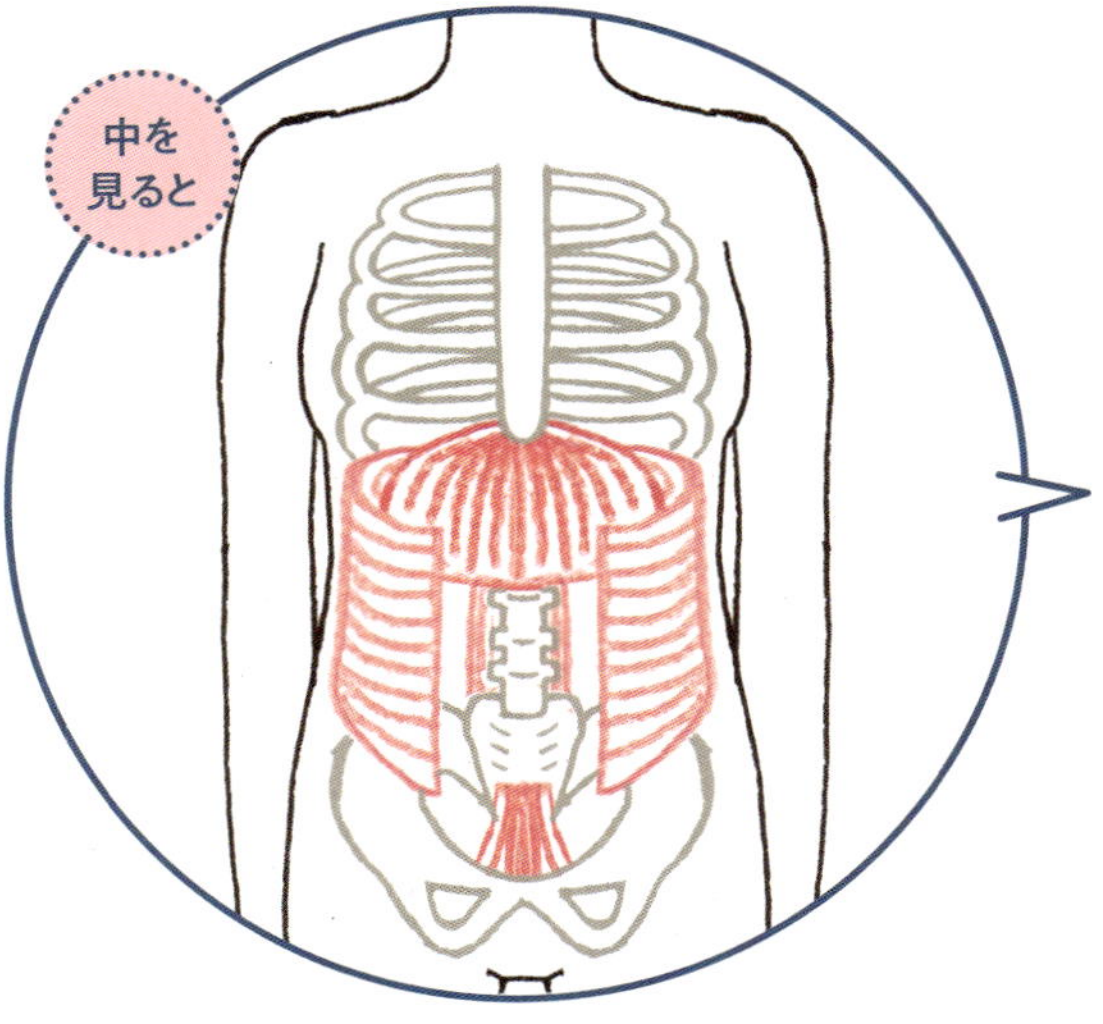

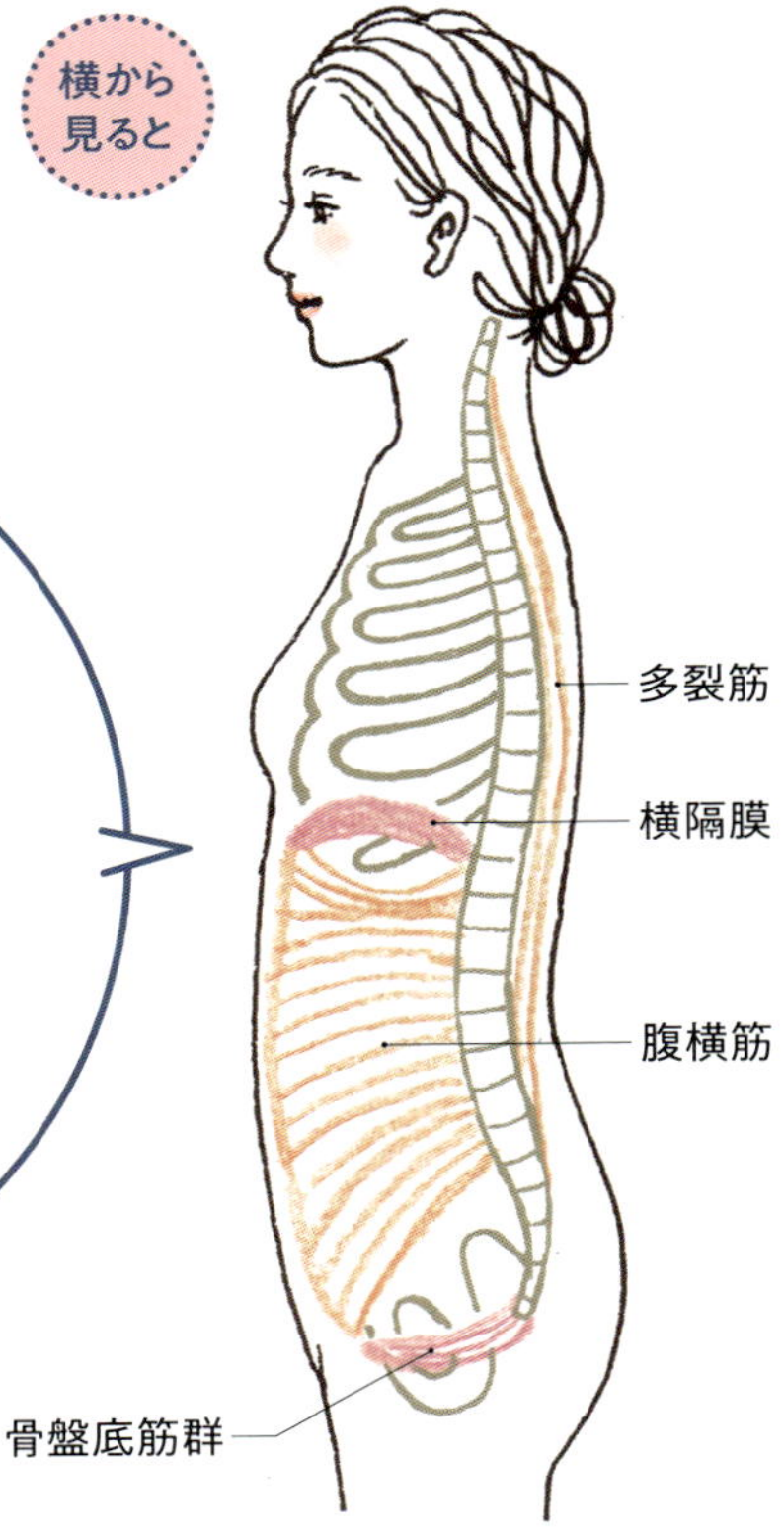

体を横から見ると、下からは骨盤底筋群、おなかは腹横筋、背中側を多裂筋、ろっ骨の下で横隔膜が体幹（手足頭を除いた体の中心部のこと）を支えていることがわかります。

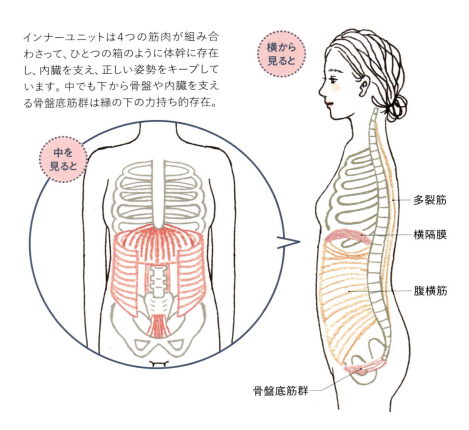

内臓を支える骨盤底筋群を鍛えるから、下腹が凹む

膣はフランス語でペリネと訳しますが、厳密にはイコールではありません。日本語の膣は膣口から子宮の入り口までを指すことが多いのに対し、フランス語のペリネは骨盤底筋群を含めた骨盤の下全体を指しています。フランス式膣トレ＝ペリネケアは、膣のみではなく、骨盤底筋群を鍛えるもの。産後のケアのほか、さまざまな不調改善に役立てられているのです。

骨盤底筋群は、尿道口や膣、肛門などが並ぶ中心線を境に左右に分かれた筋肉の総称です。骨盤の底にある筋肉で、下から内臓を支えています。そのためこの筋肉が弱くなると内臓が下がり、ぽっこり下腹に。しかし、骨盤底筋群は深層にあるため、二の腕のように力を入れれば簡単に鍛えられる筋肉ではありません。本書では、呼吸とともにペリネを動かす「膣呼吸」によって、意識しづらい骨盤底筋群を鍛えます。弱った骨盤底筋群が鍛えられると、下がった内臓がもとの位置に戻り、下腹が凹むのです。

骨盤内のすべての臓器を支えているのが骨盤底筋群

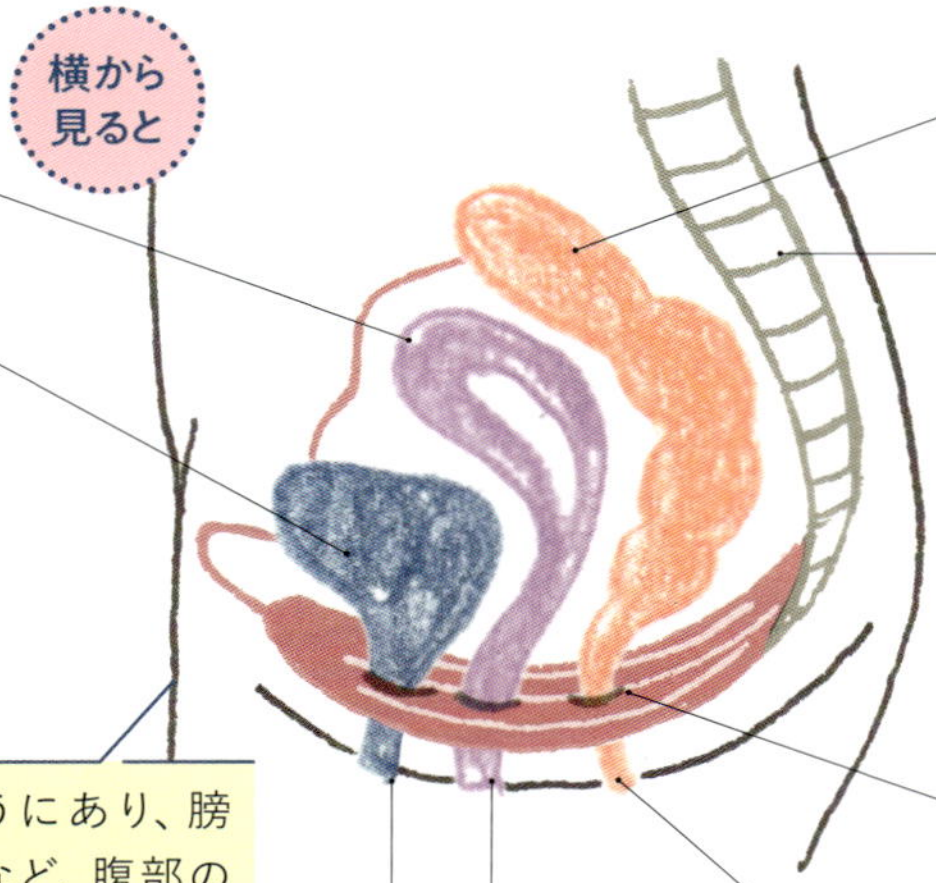

横から見ると
子宮
膀胱《ぼうこう》
直腸
背骨
骨盤底筋群
膣口
肛門
尿道口

骨盤の底のほうにあり、膀胱、子宮、直腸など、腹部の内臓を下から支えているのが、骨盤底筋群です。

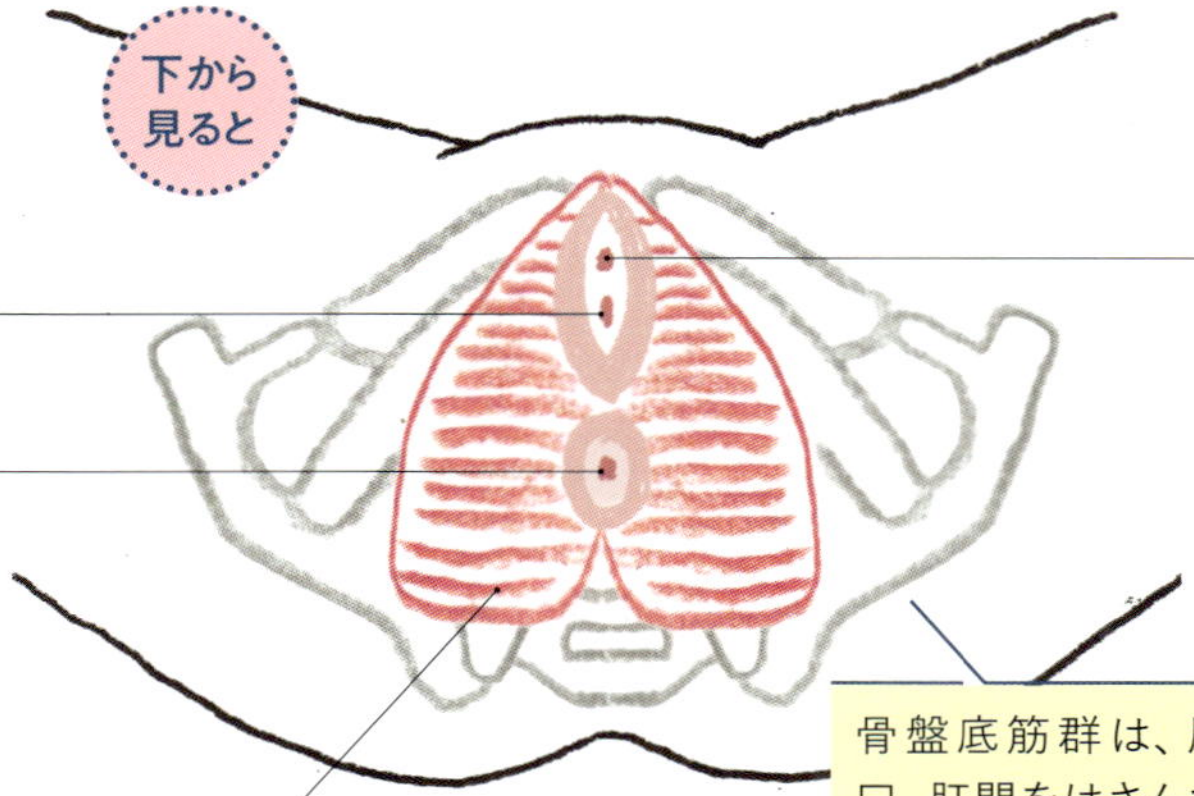

下から見ると
膣口
肛門
尿道口
骨盤底筋群

骨盤底筋群は、尿道口、膣口、肛門をはさんで左右に分かれた膜のような筋肉。ここの筋力が弱まると、尿もれなどの不調にもつながります。

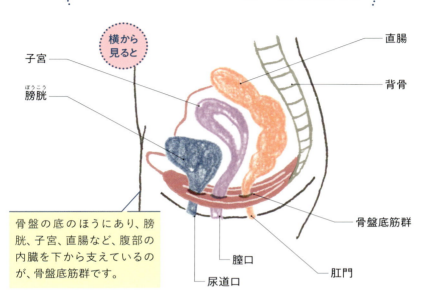

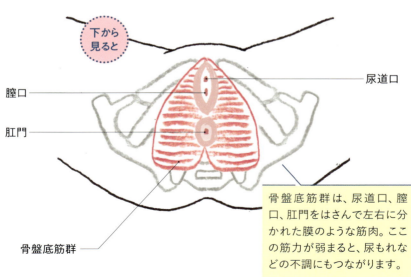

「膣呼吸」で腹部のインナーマッスルが刺激される

フランス式膣トレの基本は、空気をたっぷりと体内に取り込み、息を吐き出すときに膣から上へ上へと空気を押し出すようにしながら膣を動かす「膣呼吸」です。さらに本書ではこの「膣呼吸」に動きのあるエクササイズをプラスします。まずP50から紹介する「膣呼吸」では、膣まわりを3パート［前・中・後ろ］に分け、意識をしながら呼吸をします。どのパートでも吐きながら強く膣を動かすのですが、そのとき同時に腹部のインナーマッスルも刺激されます。特におなかの引き締めをサポートするのが、ガードルのようにおなかを覆う腹《ふく》横筋《おうきん》や、骨盤と太ももをつなぐ大腰筋《だいようきん》や腸骨筋《ちょうこつきん》。膣から息を吐き出すときにおなかも上へと引き上げられ、同時におなかまわりの体幹の筋肉やろっ骨まわりの筋肉も中心に寄せられます。そのため、下腹が凹むとともにくびれをつくる力が高まります。また、吸うときは大きくたっぷりと胸やおなかに空気を送り込むように意識しながら、膣は脱力します。この緩急が筋肉を育てるサポートになるのです。

膣トレ中に刺激される
インナーマッスル

**2方向にインナーマッスルを
引き寄せて
おなかを引き締める**

吐き出すときに、インナーマッスルにはおなかを引き上げる力と中心に寄せる力の2方向の力が働くため、腹部が全体的に引き締まります。

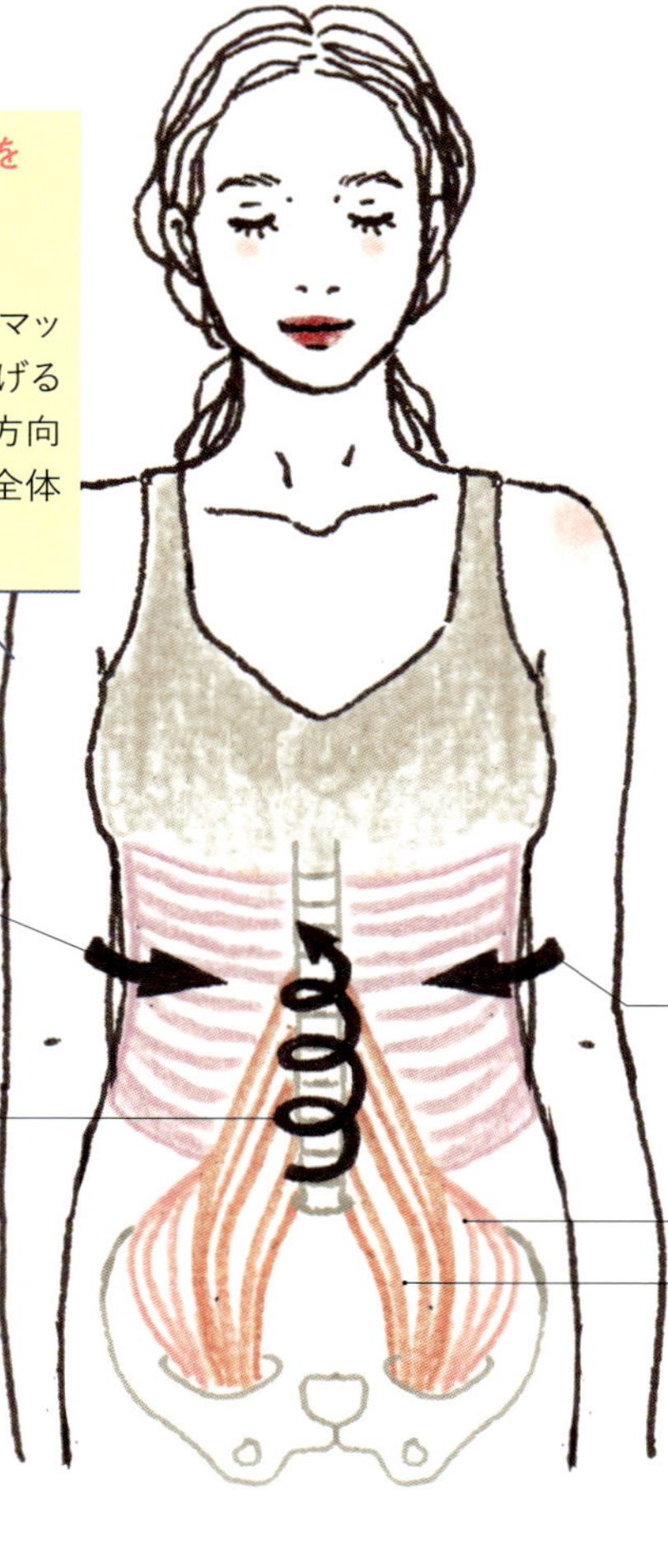

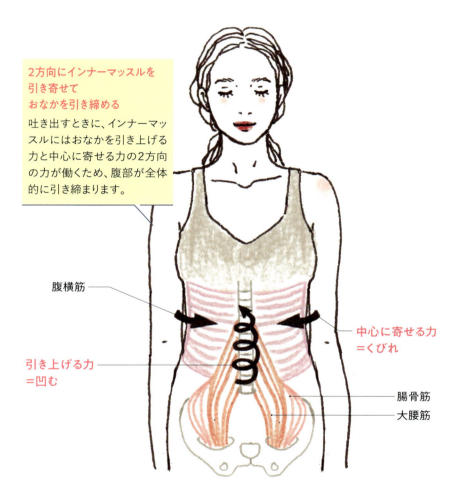

『膣トレ』で骨盤のゆがみが正され、美姿勢になってスタイルアップ

フランス式膣トレは、膣まわりを意識して動かす呼吸のトレーニングと、それにまつわる筋肉を動かすエクササイズで構成されています。この二つを組み合わせることで、呼吸法だけでは難しい体幹やお尻の筋肉を鍛え、出産や日々の何気ないしぐさですぐにゆがんでしまう骨盤をもとの位置に戻します。骨盤は生理周期や妊娠、さらに一日のうちでも開閉をくり返しています。そのためとてもゆがみやすいのですが、周辺の筋肉を鍛えることでそのゆがみを軽減させることも可能なのです。骨盤のゆがみは体型が崩れる大きな原因となり、本来の女性の美しさを引き出すじゃまをします。フランス式膣トレなら、骨盤を下から支える骨盤底筋群や骨盤まわりのインナーマッスルである腸骨筋や大腰筋が鍛えられ、骨盤の傾きが正しい位置に。すると、体幹がまっすぐに立つようになり、猫背や反り腰から脱出して美姿勢に。体重が変わらなくてもしっかりとくびれができ、メリハリのあるボディに変わります。

膣とインナーマッスルの力で 骨盤をしっかり立たせられる

◎

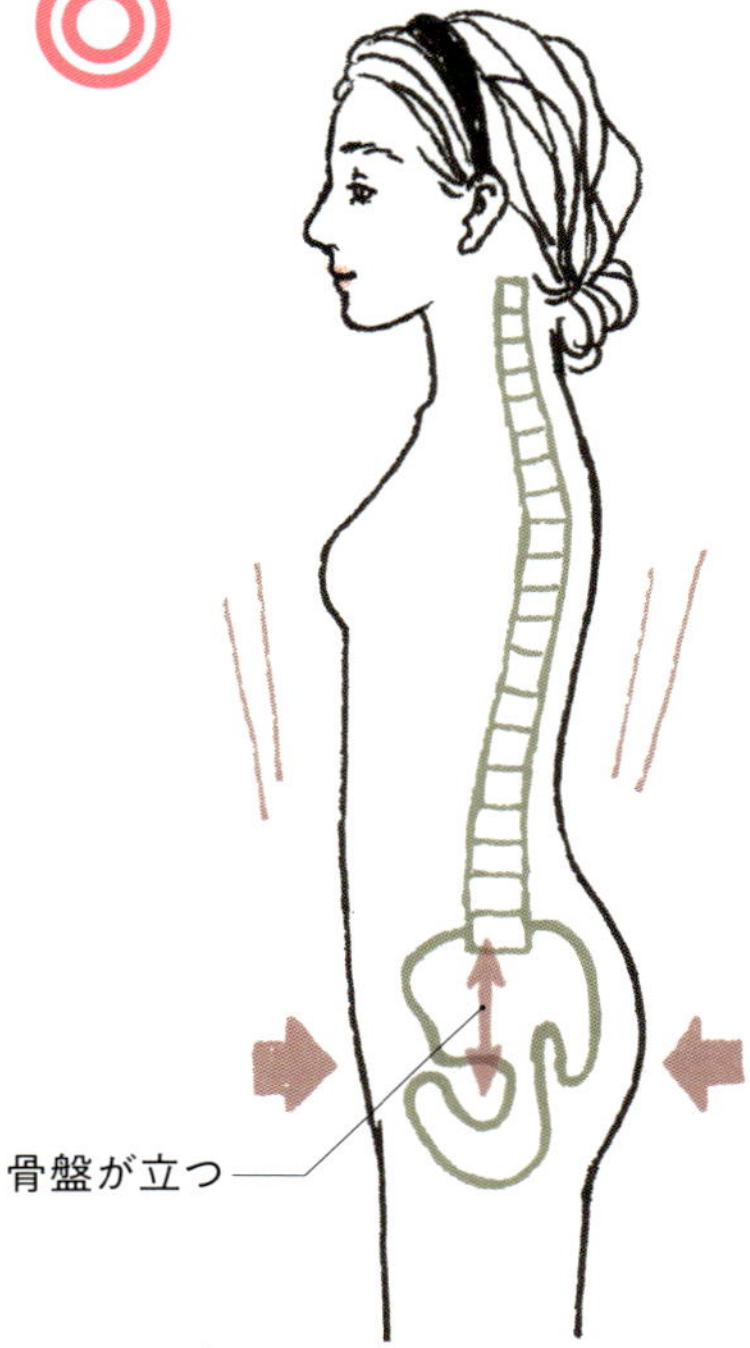

骨盤底筋群がしっかりと骨盤を支え、インナーマッスルが骨盤を正しい位置に導くと骨盤が立って、美姿勢をキープできます。

✕ 膣がゆるんでいると…

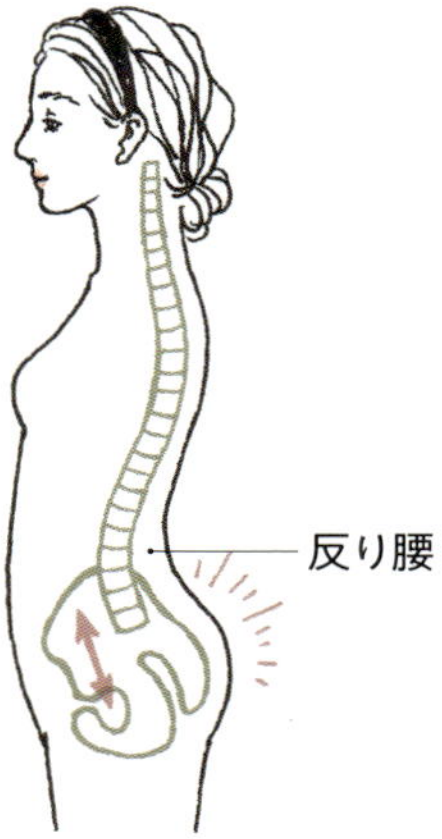

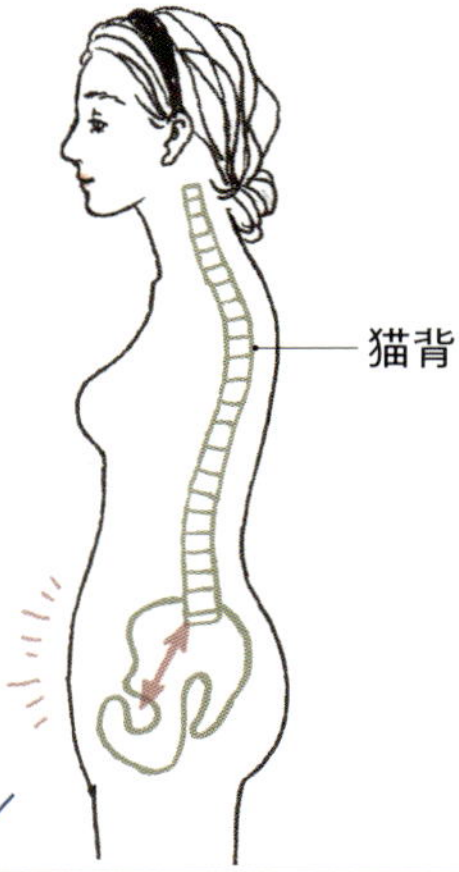

膣まわりの骨盤底筋群が衰えていると、姿勢を支えるインナーマッスルもゆるみ、骨盤が傾いて、反り腰や猫背に。

深い呼吸ができるようになり
全身の代謝が上がる

ストレスや緊張が続く毎日では、呼吸が浅くなっている人が少なくありません。慢性的な酸素不足では細胞にまで十分な酸素が行き届かずに、代謝が落ちて太りやすい体になります。この呼吸の深さを決めるのが、骨盤底筋群とともに体幹を支えるインナーユニットのひとつ横隔膜です。胸部と腹部の間にありドーム形をしている筋肉で、息を吸うときに肺に空気を入れるために収縮し、息を吐くときにもとの位置に戻ります。つまり、たくさんの酸素を取り入れるためには、横隔膜の動きをよくすることが不可欠なのです。

そこで膣呼吸！　膣呼吸は骨盤底筋群を鍛えながら、連動して働く横隔膜の動きをよくします。また、呼吸を深めることでろっ骨の開閉可動域も広がるので、さらにたくさんの酸素を取り入れられるようになるでしょう。すると普段の呼吸も深くなるので代謝がアップして、脂肪を燃焼しやすい体に変わります。

膣トレでろっ骨の動きがよくなる仕組み

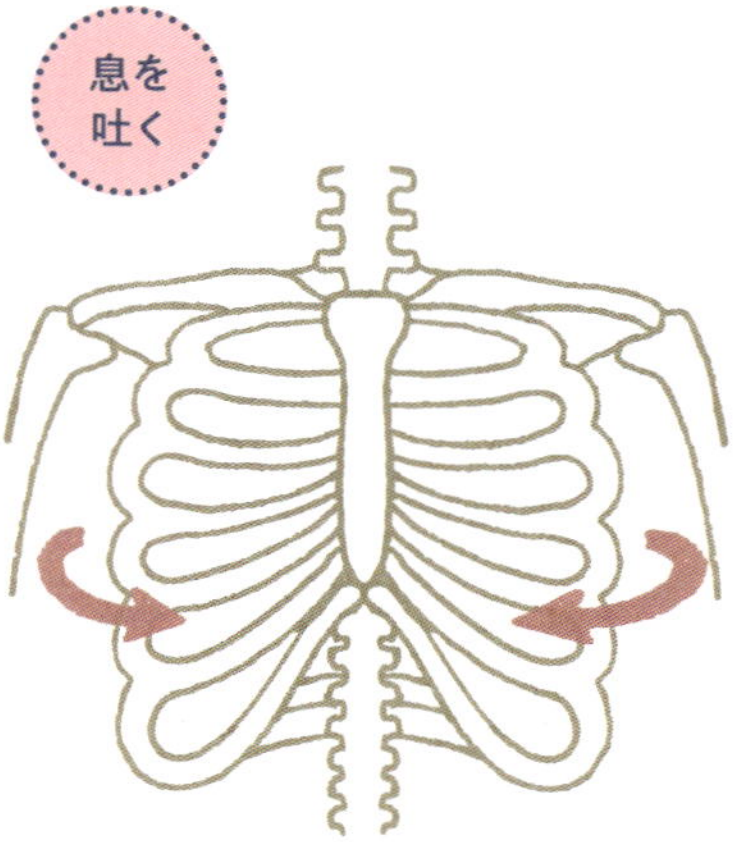

意識してゆっくりと長く吐くことで、横隔膜が上がりろっ骨が締まります。深い呼吸でろっ骨の動きがより活性化。

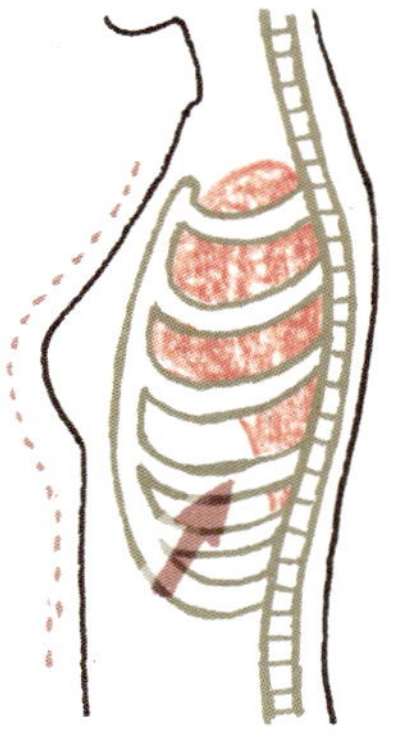

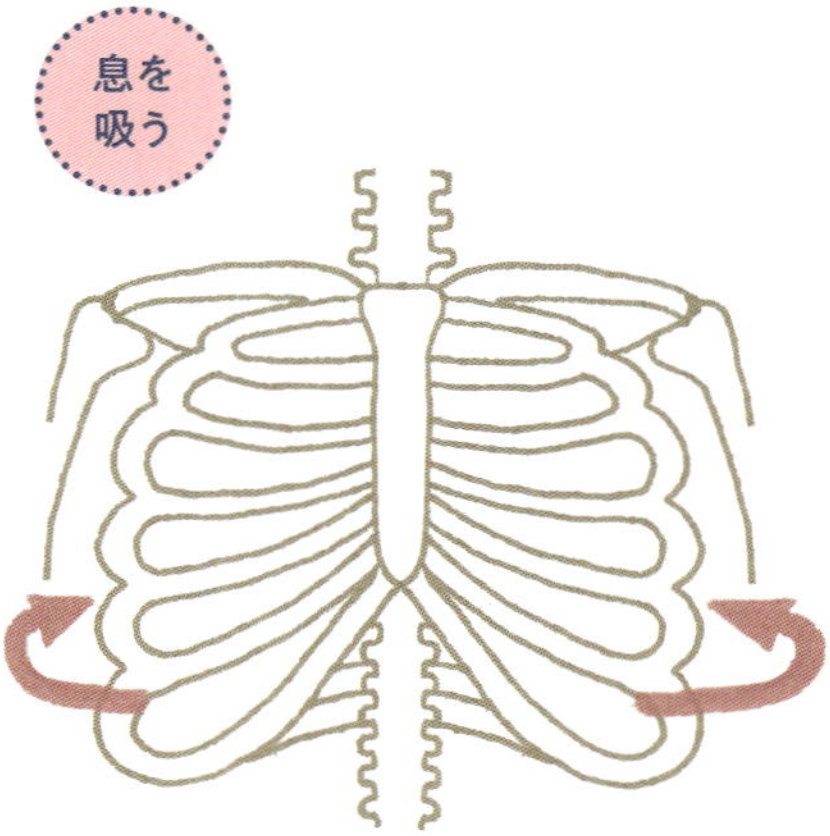

息を吸うと横隔膜が下に下がり、同時にろっ骨が左右に広がって、たくさんの酸素を取り込めるように肺が広がります。

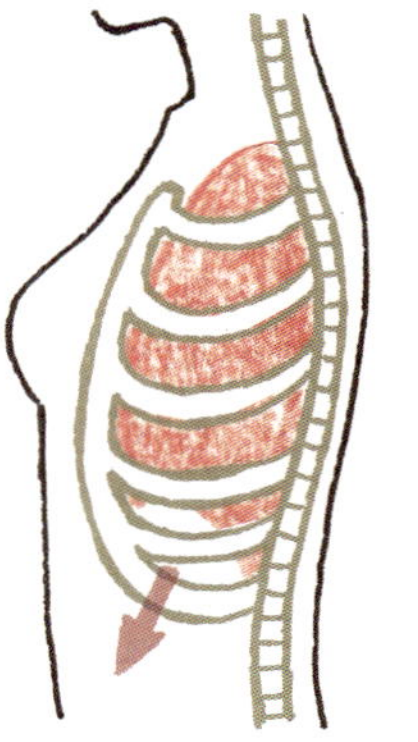

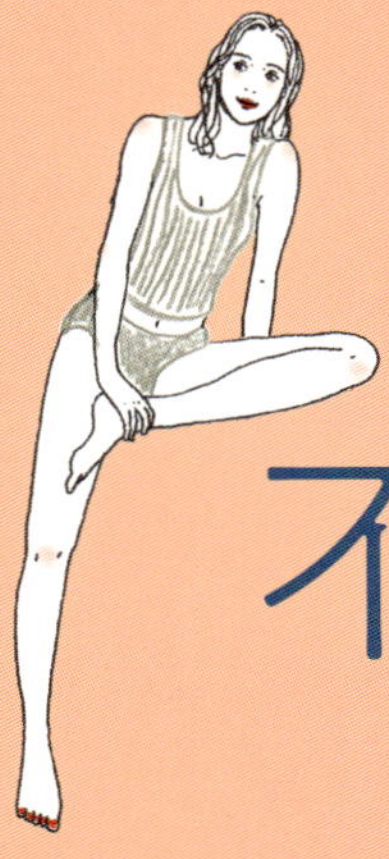

不調の悩み解決！

フランスでは産後の膣トレ指導を保険診療の範囲内で受けることができ、多くの女性が助産師や理学療法士のもとに通っています。また産後以外でも尿もれや、膣のゆるみ、性交渉時の不感症などで膣トレ指導に通う人が少なくありません。

日本でも最近、尿もれの改善策として膣トレがクローズアップされています。膣トレは骨盤を下から支える骨盤底筋群を刺激するエクササイズです。そのため、骨盤内の内臓の位置を正常に戻してその働きを活性化したり、膣まわりの血行を促進して、女性特有の多くの不調を改善する効果が期待できると考えられています。

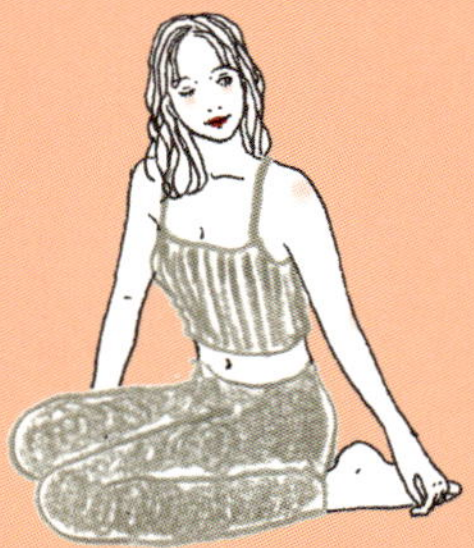

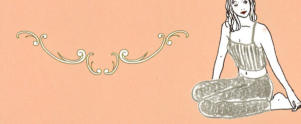

生理痛

下腹部のインナーマッスルを動かして骨盤内の血流をアップ

生理痛や生理不順は、下腹部の冷えや血行不良が原因で起こることが少なくありません。女性ホルモンの正常な分泌を促すためにも、下腹部の冷えは女性にとって大敵です。膣トレは、膣周辺の筋肉＝骨盤底筋群を動かし、下腹部の血流を促進させることができます。そのため、生理痛やＰＭＳなどの不快症状が改善します。

膣トレでインナーマッスルを鍛えて、内側から冷えにくい下腹部の土台をつくりつつ、ゆっくりと湯船につかったり、熱めのシャワーを下腹部や腰に長めにあてておなかを外側からも温めましょう。また、おなかを冷やさないように腹巻をするのも有効です。

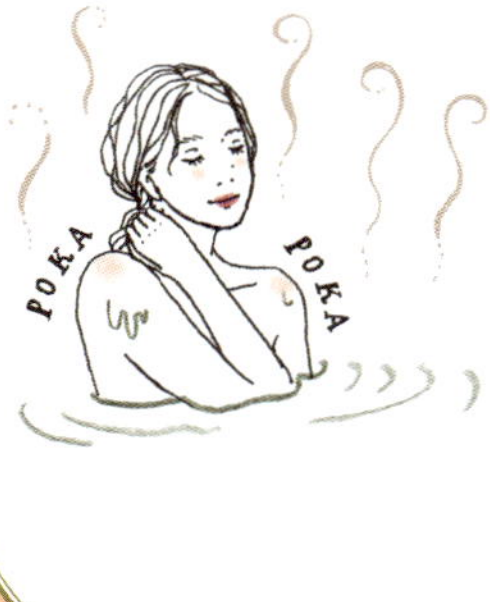

冷え

骨盤底筋群を刺激すると、下腹部全体の筋肉が鍛えられ、血流がよくなり冷え解消

手でおなかとわきの下を触ったときに、わきの下のほうが温かいと感じたらおなかが冷えています。冷えは万病のもと。特に下半身の冷えは要注意です。冷たい飲みもの、食べものをよくとる、腹部を出すタイプの服装が好き、冷房をよく効かせた部屋に長時間いるなど、冷えは生活環境の影響で起きることもあります。また、筋力の低下も冷えのもと。筋肉量が減ると、体内で熱が生産されにくくなり、冷えにつながります。膣トレで鍛えられる骨盤底筋群は、骨盤内のほかの筋肉につながる下腹部のインナーマッスルのひとつです。だから膣トレをすると、下腹部の血流が内側からよくなり、冷えの改善が期待できます。

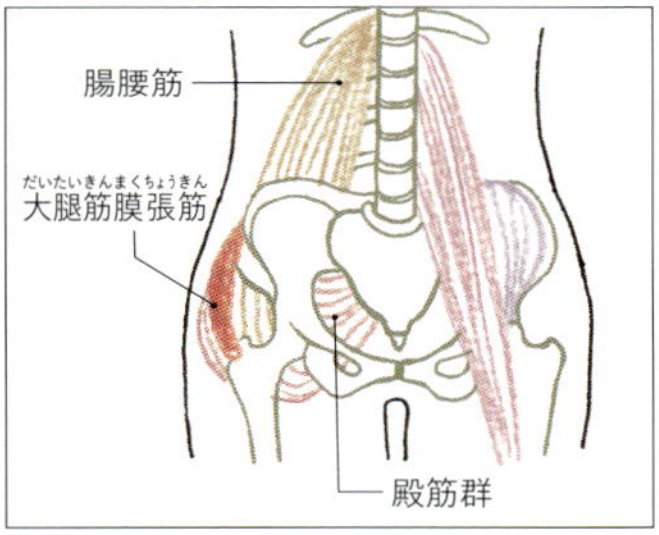

骨盤底筋につながるインナーマッスル

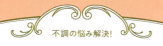

便秘

内側から便を押し出す力を高め、腸内環境を整え、肌荒れも改善

便秘は食生活、運動不足、ストレスなど、その原因はさまざまです。運動不足や加齢による筋肉の衰えによって便を押し出す力が弱まったときに、効果的なのが膣トレです。

一般的な腹筋のように外側の筋肉を鍛えるのでなく、膣を引き上げるようにおなかを凹ませる膣トレは、内側から便を押し出す力を高めます。さらに、深い膣呼吸では腹圧で腸を刺激するので腸のぜん動運動を助けます。週に2～3回しか便が出なかったのが、膣トレでほとんど毎日のように便が出るようになった人も。腸内環境が整うことで、肌荒れの改善も期待できます。

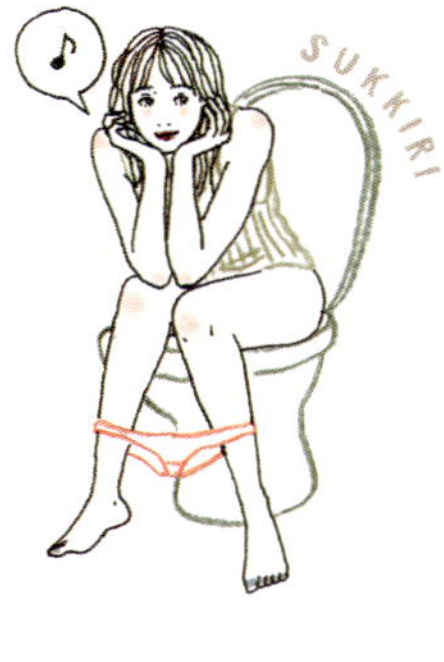

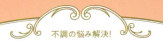

更年期

女性ホルモンの急激な変化による不調を、巡りをよくしてケア

閉経をはさむ前後5年ずつ、45歳〜55歳くらいの10年間は更年期と呼ばれます。女性ホルモンの分泌量が変化するため、冷えや肩こり、ホットフラッシュ、めまいや精神的な問題まで、さまざまな不調があらわれる時期です。この不調が日常生活に支障をきたす状態を更年期障害と呼びます。

この年代の女性は、女性ホルモンのひとつであるエストロゲンの低下により自律神経が乱れたり、脂質の代謝低下や骨量の低下を招きます。さらに肌や筋肉の張りも失われていきます。膣トレをすることで、下腹部の血流を促進し、ホルモンの巡りを滞らせないことができ、症状もやわらぎます。

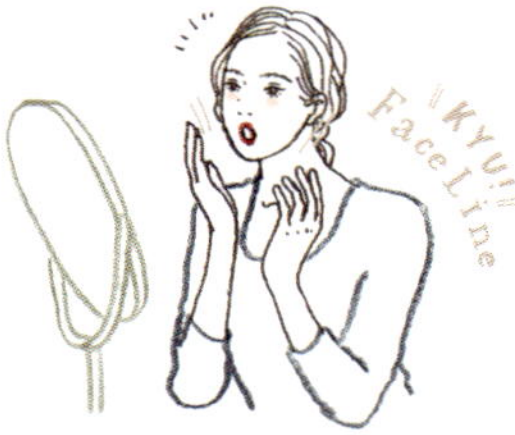

腰痛

骨盤底筋群から腰を支えるインナーマッスルも刺激され、腰への負担が軽減される

座り姿勢でスマホやパソコン作業の毎日では、猫背の姿勢が当たり前。そんな姿勢では、常に腰に負担がかかり腰痛に。腰を支えているのは、体幹にあるインナーマッスル。特に腰を支える骨盤底筋群を含むインナーユニットが重要です。ここを強化すれば、腰の負担を軽くすることができます。

骨盤と内臓を支える骨盤底筋群は、腰を支える大腰筋や腹横筋などほかのインナーマッスルにもつながっています。そのため、膣トレで骨盤底筋群を鍛えると腰を支える筋肉も刺激されて、腰まわりの筋肉強化に。また膣を引き上げる動きが身につけば、いつも正しい姿勢がとれるようになり、腰への負担も軽減されます。

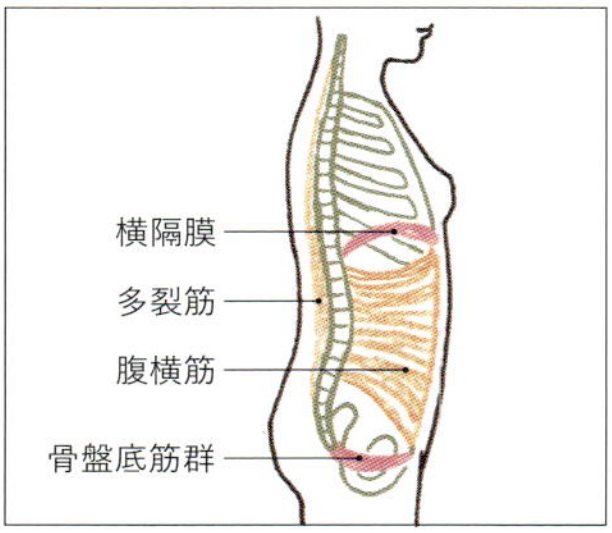
横隔膜
多裂筋
腹横筋
骨盤底筋群

性交痛

膣トレで膣まわりの血行不良を改善して、濡れやすく

膣は雑菌の繁殖を防ぐという「自浄作用」を持つおりものによって常に濡れています。性交渉の際は興奮することで膣まわりの温度が上昇し、毛細血管が拡張して、より膣が濡れるようにできていて、そのことで性交時の痛みを軽減しています。性交痛を感じる人の多くは、手先やおなかまわりが冷えていて、夏も冬も一年中、冷えを自覚しています。それに加え、膣まわりの筋肉は年々衰えて血流は悪くなるばかり。性交痛は女性ホルモンの影響や精神的な問題も大きく関わっています。でも、膣トレによって膣まわりの血流を促すことで改善する可能性も。膣トレとともに、常に膣を引き上げる意識を持つだけでも、膣力が高められます。

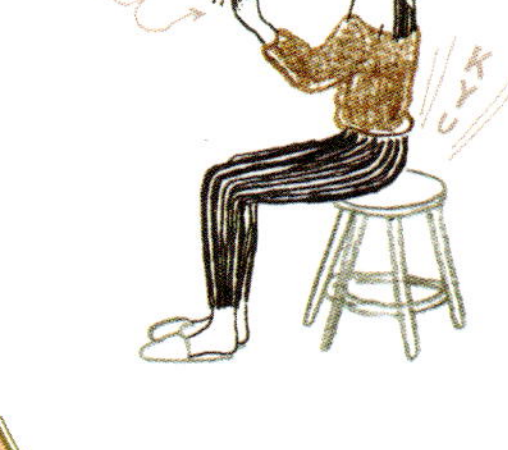

産後太り

産後にたるんだぜい肉を引き上げて産前以上の体型を目指せる

産後、開いた骨盤はじょじょにもとに戻ります。ところが、妊娠中大きくなった子宮によって内臓ごと下方へ押し出されたおなかまわりの脂肪を、なかなか落とせないことも。これがいわゆる産後太りです。育児で忙しいときにエクササイズの時間をとるのは大変。そこで役に立つのが膣トレです。膣トレは、膣まわりから体の内側の筋肉を引き上げていきます。また、普段の生活に膣まわりへの意識と呼吸を取り入れることで、腰やおなかまわりの脂肪が落ち、代謝も上がるので、簡単に全身のサイズダウンが可能です。さらに、動くエクササイズを数分でも取り入れられれば、産前以上の体型になることも決して夢ではありません。

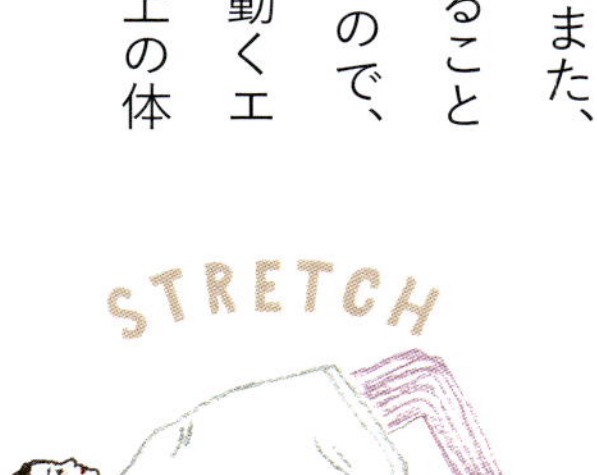

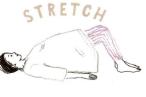

落ち込みがち

膣トレで呼吸が深くなり イライラやうつをストップ

女性は心の状態が体に反映されやすく、呼吸が浅くなってしまう人は心に何かを抱えているケースが少なくありません。心の調整を自分で行うのはなかなか難しいですが、体を整えることは比較的簡単です。膣トレはインナーマッスルを刺激して呼吸と関係の深い横隔膜を大きく動かすので、深くゆっくりとした呼吸ができるようになります。呼吸が深くなるとイライラやうつうつとした気持ちからじょじょに解放されます。

また冷えた体は考え方もネガティブになり、うつっぽくなりがちです。そんなとき膣トレを行うと体が内側から温められ、体も心も巡る体に変わります。心に不安を感じたら、膣トレを行いましょう。

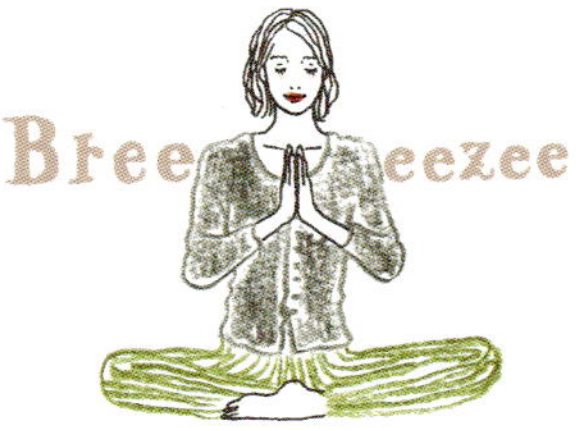

尿もれ

たるんだ骨盤底筋群を引き上げて尿の出口をしっかり締める

くしゃみをしたり、ランニング中など、ちょっとした腹圧がかかると起こる尿もれ。症状が出やすいのは、出産や加齢などで筋肉がたるんでしまうことで臓器が支えられなくなっている人。膀胱が下がって尿の出口がゆるくなることで、少し力が加わるだけで尿もれが起こりやすくなります。

この尿もれ対策としてフランスではもちろん、最近日本でも推奨されているのが膣トレです。骨盤底筋群を鍛えることで内臓が正常な位置に引き上げられ、腹圧がかかるような刺激でも尿もれが起きなくなります。

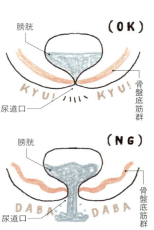

(OK)

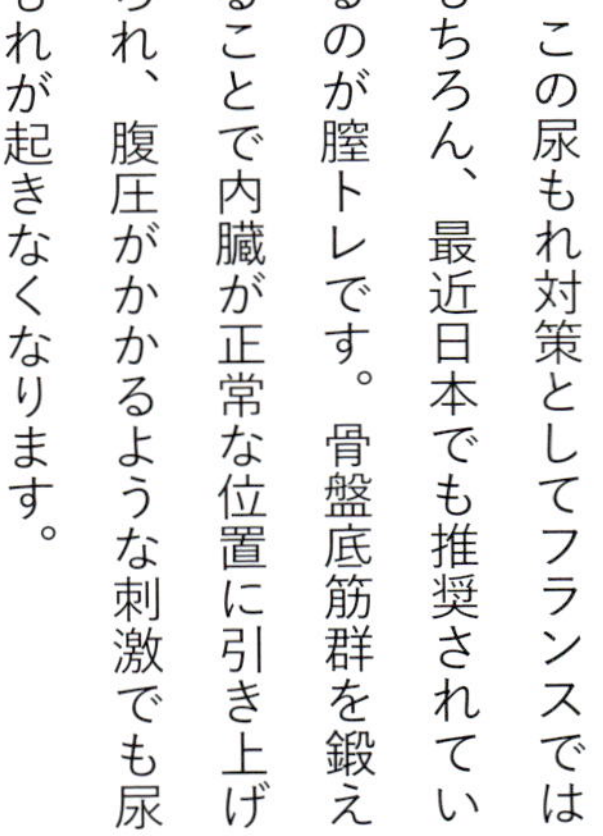

(NG)

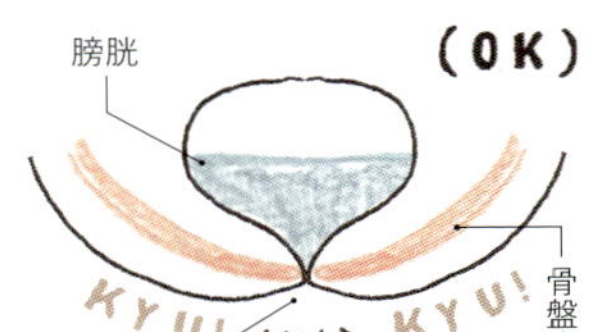

やり方などの疑問をクリア！ もっと効果アップ！

膣トレQ&A

目に見えない膣まわりの筋肉に意識を向けるのは難しいのでは？
誰がやってもいいの？ など、膣トレに関する疑問や不安を
解消して、もっと効果を上げるコツを紹介します。

Q1・膣トレはいつ行うのが効果的？

A1・いつでもどこでも短い時間でも毎日続けましょう

膣トレにはいつ、どこで行ったほうがいいという決まりはありません。毎日の生活の中で、顔を洗うように生活の一部として取り入れることで効果を早く実感できます。特に、電車やカフェなどのちょっとした時間に、“見えないエクササイズ”としてこっそりできるのが膣トレの利点です。

Q2・膣トレは何歳でも、誰がやってもいいの？

A2・何歳でも効果アリ！ 男性もぜひ取り入れて

膣トレはインナーマッスルのトレーニングなので、どんな年齢の人でも効果があります。特に骨盤まわりの筋肉は年齢とともに衰えてくるので、30代以降の人のほうがより効果を実感できます。また女性だけでなく、尿もれや尿切れに悩む男性にもぜひ取り入れてほしいエクササイズです。

Q3・膣トレをすると股関節が痛い。どうしたらいいの？

A3・痛みを感じたらひざ下にクッションを置いて

股関節や太ももの筋肉が硬いと、膣呼吸の際にひざを外側に開くと股関節や太ももに痛みを感じる場合があります。その場合は、痛みが軽減する高さのクッションや座布団をひざ下や太もも下に置いて行いましょう。そのほかのポーズで痛みを感じる場合は、そのエクササイズは避けて。痛みがある状態で行っても、いい効果は得られません。

Q4・膣への意識が難しい…。どうしたらいいの?

A4・各ポイントに触れて意識を集める練習を

フランスでは助産師や理学療法士が指や器具で意識を向けるべき場所に触れて、指導してくれます。慣れるまではP52を参考に意識する場所をご自身で触れて行うのがおすすめです。例えば、ショーツやパンツの上からハンガーのかける部分(フック)をあててみましょう。また、耳で聞きながら行える、音声ガイドも役に立ちます。

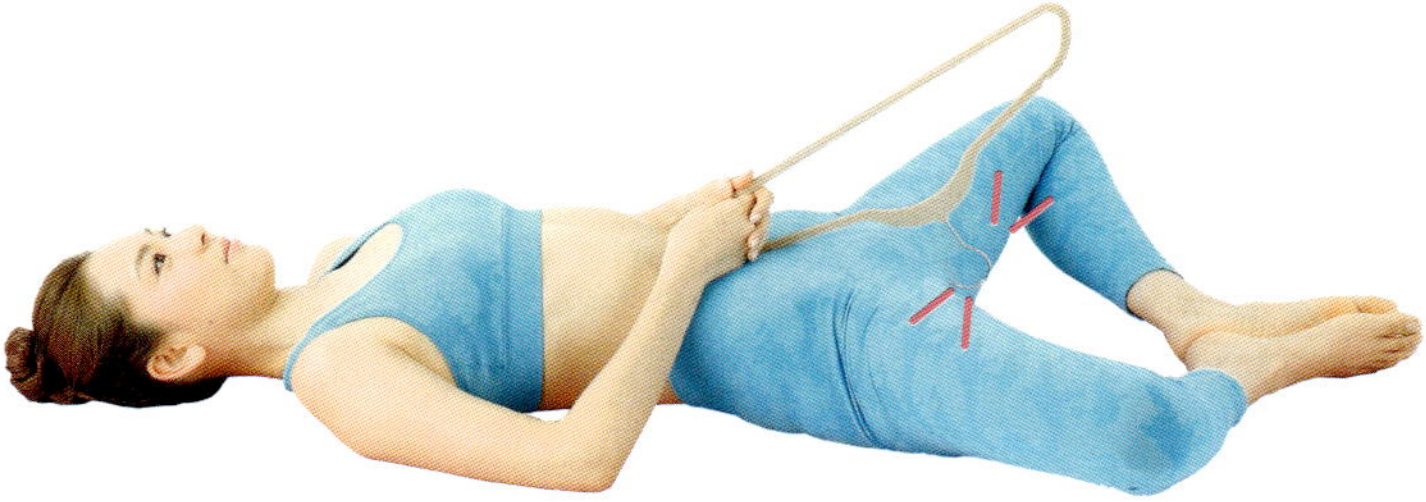

⚠ハンガーは肌に直接あてないこと。フックは先のとがったものや、回転しやすいものは避けましょう。

Q5・目安の回数や秒数がキツい。ゼッタイやらなきゃダメ?

A5・はじめは自分のペースでOK。少しずつ増やしましょう

膣トレは筋トレです。そのため、物足りないと感じる人もいれば、キツいと感じる人もいます。目安の回数や秒数ができなければ、はじめは自分ができる範囲の回数や秒数に減らして行いましょう。無理して回数をこなすより、続けることが大事。継続していくうちに、キツかった回数がラクになってきます。そうなったら、少しずつ回数や秒数を増やします。

Q6・膣がうまく締められているかわかりません。何か目安はありますか?

A6・膣へ意識を向けて昨日の自分の感覚と比べてみて

はじめは誰でもうまく動かせているかわかりません。でも、毎日続ければ必ず変化が感じられるので、途中であきらめないで! できるようになると、おなかが引き上がった感じや体が上に引っ張られる感じを得られるように。目安は昨日行った感覚との違い。体の奥の感覚がどう変わったかに意識を向けて続ければ、膣を締める感覚を感じとれるようになってきます。

Q7・洋服や下着、身に着けるもので膣のために気をつけたほうがいいことは?

A7・膣トレと膣にいい商品は別もの。好みのものでOK

特にありません。膣トレと膣のために身に着けるものやケア用品などは別ものと考えて、好みのものを身に着けて問題ありません。ただし、寝るときに締め付けの強いガードルのような下着を身に着けると、血行を妨げる可能性も。寝るときだけは、リラックスできるものを身に着けましょう。

Q8・膣トレをすると腰が痛い。どうしたらいいの?

A8・無理して行わずに専門家に相談を

腰に痛みを感じる場合は、行うのをやめましょう。自己流で無理に行ってしまうと、より腰を痛める可能性があります。専門家に相談してから行いましょう。

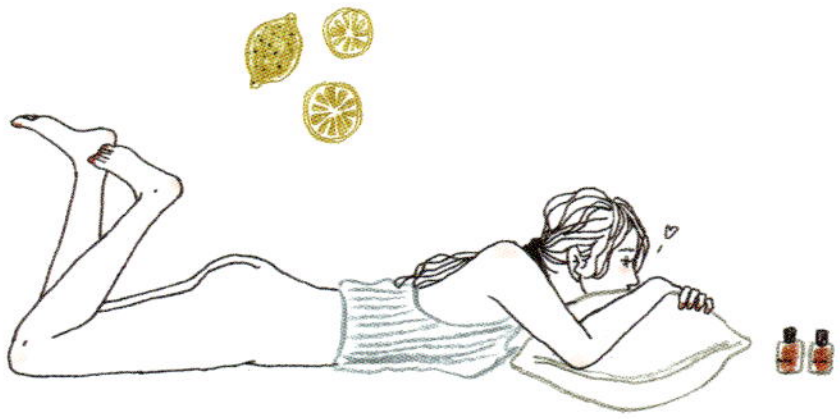

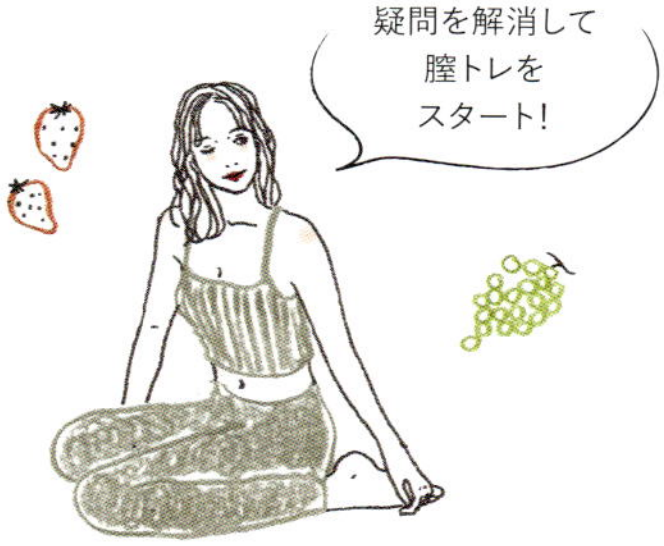
疑問を解消して
膣トレを
スタート!

Q9・生理中や産後はやってもいいの?

A9・生理中に無理は禁物、産後は専門医に相談を

生理中に行っても問題はありませんが、気分が悪かったり、少しでも違和感を覚える場合には無理して行わないこと。また、妊娠中は行わないでください。産後については基本的に3か月以上はあけ、その場合にも、始める前には必ず産婦人科医に相談してから始めましょう。

Q10・他の運動やエクササイズと併用して行ってもいい?

A10・膣トレが他のエクササイズの効果を高めることも

膣呼吸や膣トレをマスターすると、他のエクササイズの効果が上がるので、ぜひ併用して行いましょう。特に腹筋運動は膣を引き上げながら行うことで、おなかがどんどん凹んでくるのを実感できると思います。

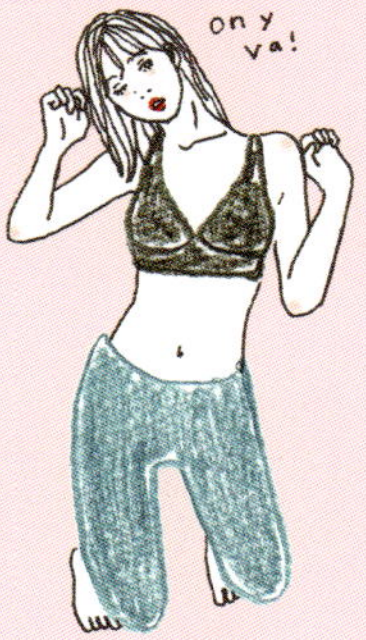

PART
2

おなかがみるみる凹んで、全身が整う

寝転がって行う
ベーシック膣トレ

呼吸に合わせて骨盤底筋群（ペリネ）を
動かす膣呼吸をしつつ、体を動かして
全身の筋肉にも効かせていきます。
寝転がったまま行う膣トレを毎日の習慣に！

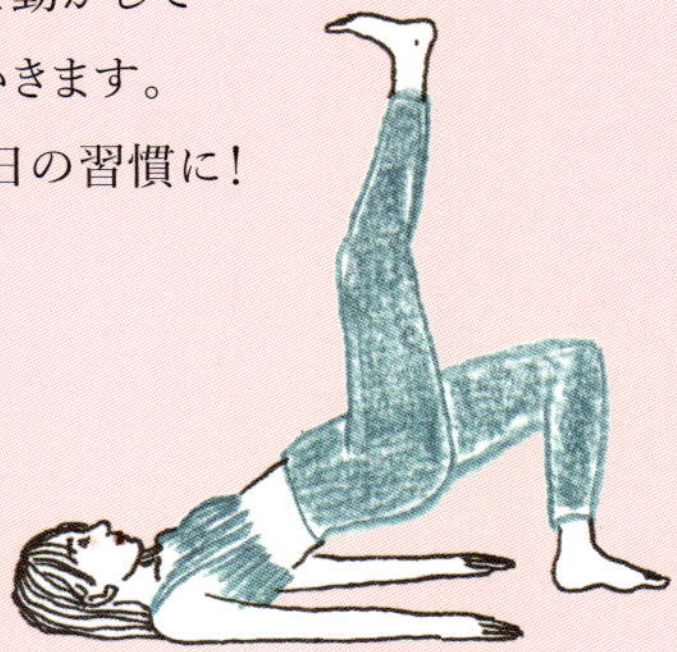

『膣トレ』は呼吸とともに骨盤底筋群を、まるごと鍛えるもの！

本書のフランス式膣トレの大きな特長は、膣まわりを3パートに分け、それぞれを呼吸とともに動かしていくこと。そして、その動きを他のエクササイズのときにも意識します。例えばあお向けでひざを立て、お尻を上げるエクササイズ。呼吸とともに膣を引き締める意識を追加するだけで骨盤内から体幹までのインナーマッスルへの刺激が倍増。そのため、おなかはもちろん、お尻や太ももの引き締まり方が劇的に変わります。

すべてのエクササイズはフランスで私が体験した呼吸とともに膣まわりを動かす膣トレをもとに、日本の女性にもわかりやすい表現にアレンジしています。膣まわりを動かす際にはどう動かすかイメージをすることも大切だからです。また、同時にインナーマッスルをより使えるように動きのあるエクササイズも加えました。イメージを持ちながら呼吸をし、体を動かせるこの膣トレは、メリハリボディを可能にする魔法のエクササイズなのです。

膣トレを効かせるPOINT 7

1

呼吸は膣から。骨盤をえぐるように吐き出して!

呼吸は口からでも鼻からでもOK。大事なのは空気を膣から押し出して吐くように呼吸をすること。息を吸うときは、少しゆるめて、逆に吐くときは骨盤をえぐるように膣を引き上げて空気を押し出します。

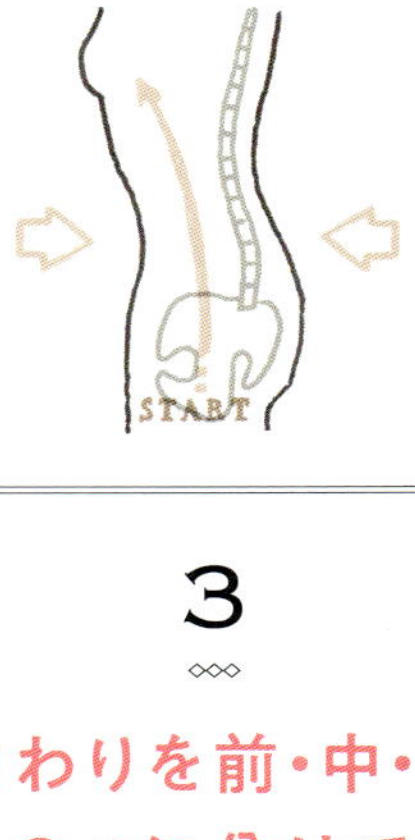

2

いつでも「膣をロック」

「膣をロックする」とは、下から上へ膣を引き上げて膣にカギをかけて閉めるイメージ。息を吐くときはしっかり膣をロックして、吸う時には少しゆるめます。これをくり返すことで、骨盤底筋群が鍛えられます。

膣をロックするイメージは…

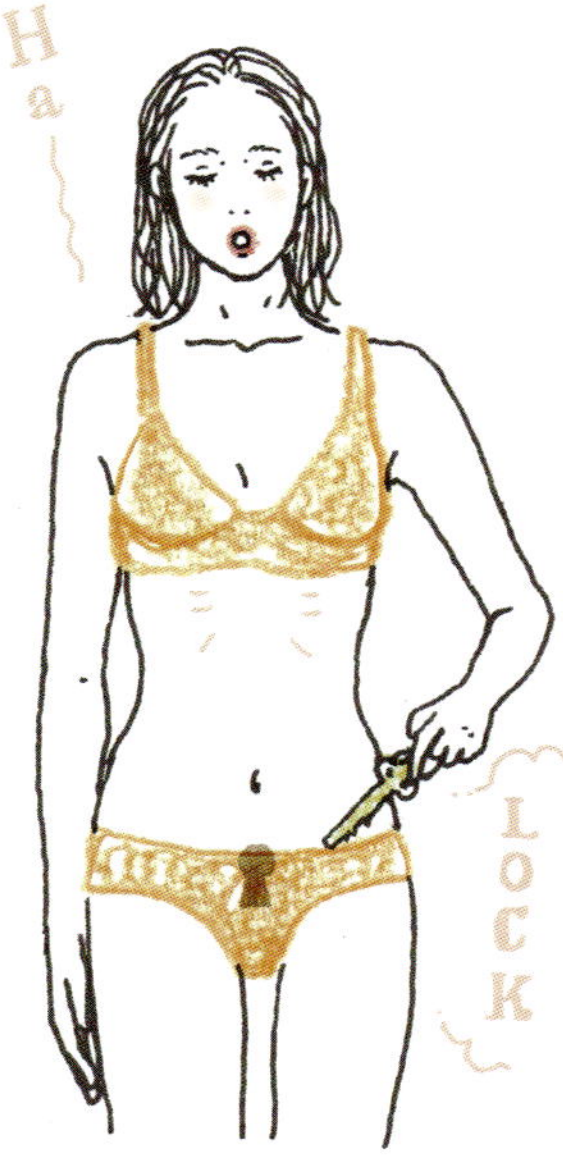

3

膣まわりを前・中・後ろ3つに分けてトレーニング

フランスでは膣まわりを前(尿道あたり)、中(経血の出る穴のあたり)、後ろ(肛門のあたり)の3つのパートに分けて鍛えていきます。3パートに分けることで、複数の筋肉で成り立つ骨盤底筋群を整えることに。

4

1日1回は膣呼吸＋1分膣リセット①～⑨のどれかを行う

膣呼吸が正しくできれば、骨盤内の筋肉は引き締まります。そして1分膣リセットで体幹を刺激しながらおなかを内側から引き締めて。1日1回は膣呼吸＋1分膣リセットの9つのポーズのうちひとつを行いましょう。

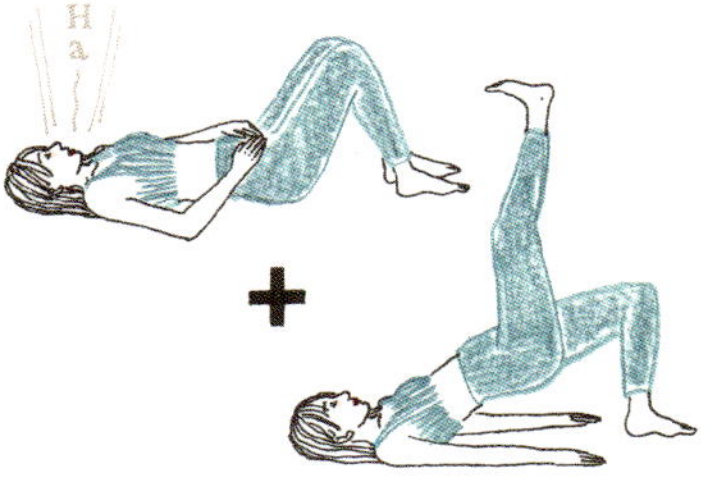

5

動かすときはイメージも大切に！

膣呼吸では3つのパートの動かし方をイメージできるようにしています。膣を動かすときはこのイメージがとても大切。なかなか集中できないときは、音声ガイドを使って聞きながらチャレンジしてみましょう。

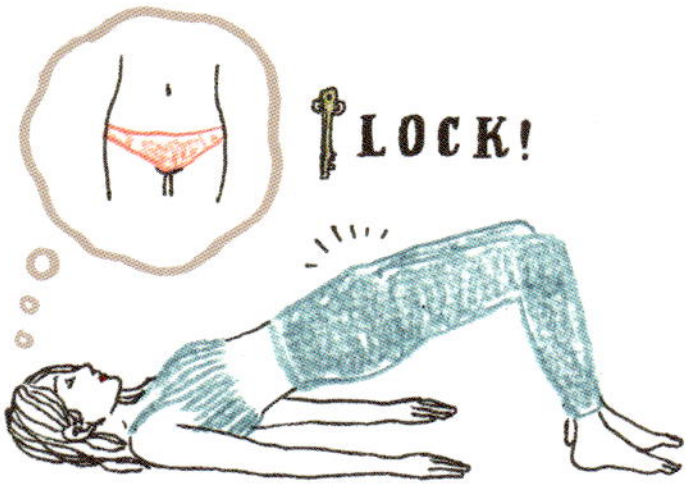

6

細く長く吐き出す

はじめは呼吸が浅くなりがちです。膣トレ中は、細く長い呼吸を意識しましょう。特に長く吐き出すように意識を向けると、体から余分な力が抜け、膣まわりの微細な動きに集中でき、膣トレの効果が高まります。

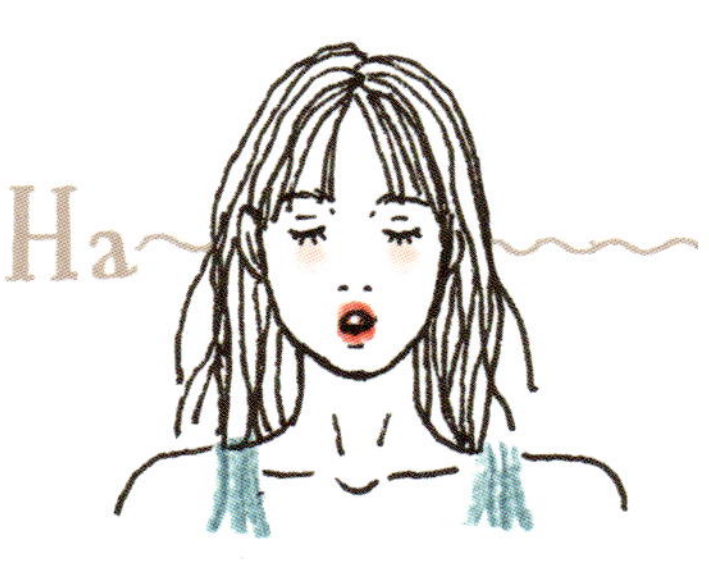

7

音声に合わせて
やってみよう

膣呼吸から1分膣リセット①～⑨を通してできれば効果MAX!

音声に合わせて膣呼吸から1分膣リセット①～⑨まで続けて行うと、約25分のセットプログラムになります。慣れてきたら通しで行って、膣トレの効果を存分に体感しましょう!

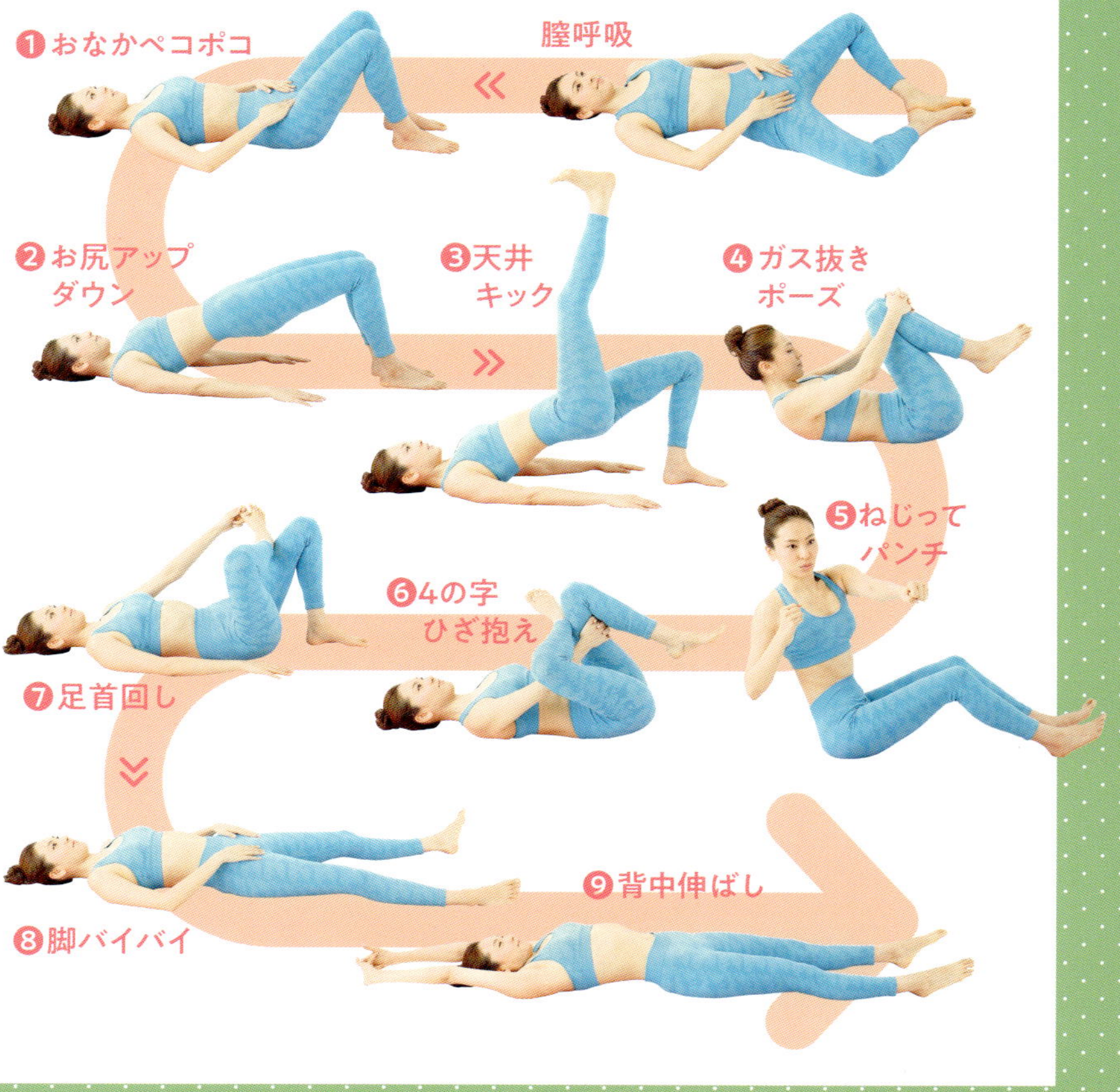

膣呼吸
❶おなかペコポコ
❷お尻アップダウン
❸天井キック
❹ガス抜きポーズ
❺ねじってパンチ
❻4の字ひざ抱え
❼足首回し
❽脚バイバイ
❾背中伸ばし

これがフランス式

すべての『膣トレ』の基本 膣呼吸

これから紹介する9つの「1分膣リセット」を行うときはもちろん、普段の生活の中でも膣を引き上げる意識を持ちながら行いたいのが膣呼吸です。おなかぽっこり解消やたくさんの不調解決をサポートしてくれます。まずは膣の動きを意識しやすいようにあお向けになります。〝かえる〟の形に脚を開いたら、自分なりの深呼吸を3回。次に、息を吸いながらおなかやわき腹に空気を送るつもりでたっぷりふくらませたら、ゆっくりと吐き出し、おなかをペタンコにする腹式呼吸を3回行います。呼吸のリズムをつかめたら、膣を3つのパートに分けてそれぞれ動かしながら深い呼吸をくり返して膣呼吸を！

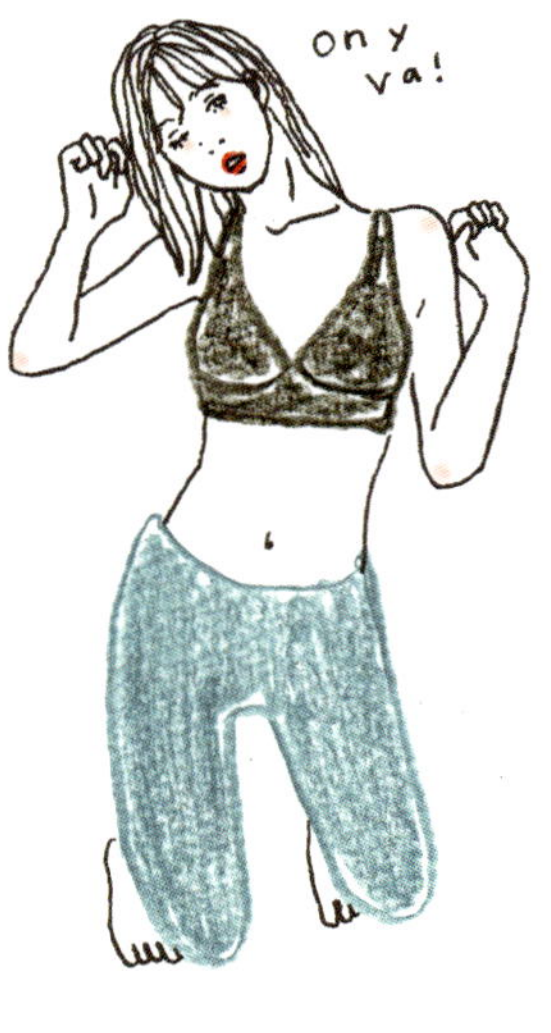

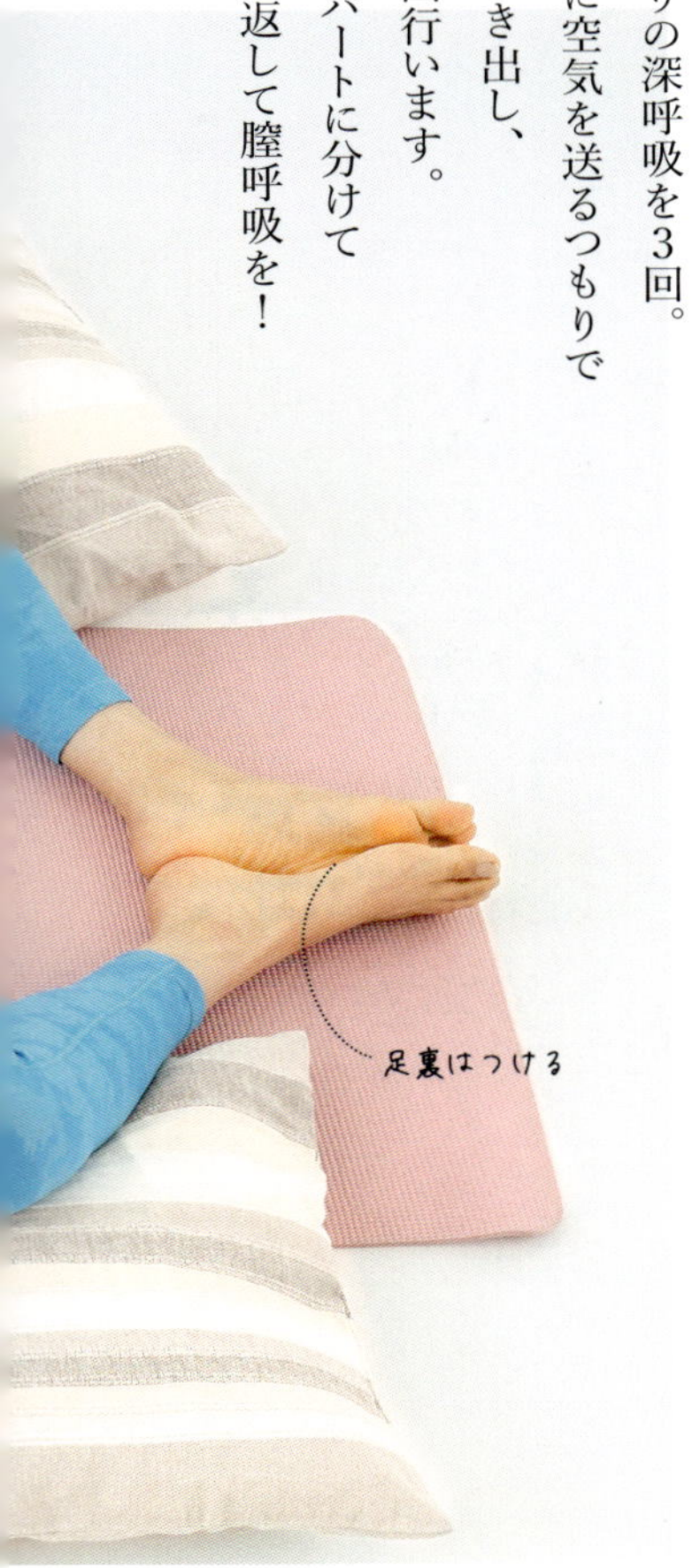

Let's Start

1 あお向けになって ひざを開き“かえる”の形に脚をセット

あお向けになり、両ひざを立てます。そのあと、両ひざを開いて足の裏をつけましょう。かかと、左ひざ、右ひざ、膣の4点をつないでひし形になるように“かえる”の形に脚を開きます。

2 膣まわりを前・中・後ろの3つに分けて意識しながら呼吸をする

膣まわりを3つに分けて意識していきます。それぞれ細かい動かし方のイメージを頭に描きながら、呼吸に合わせて膣まわりを動かして。慣れないうちは音声を聞きながら行うのがおすすめ。

➡詳しくは次のページへ

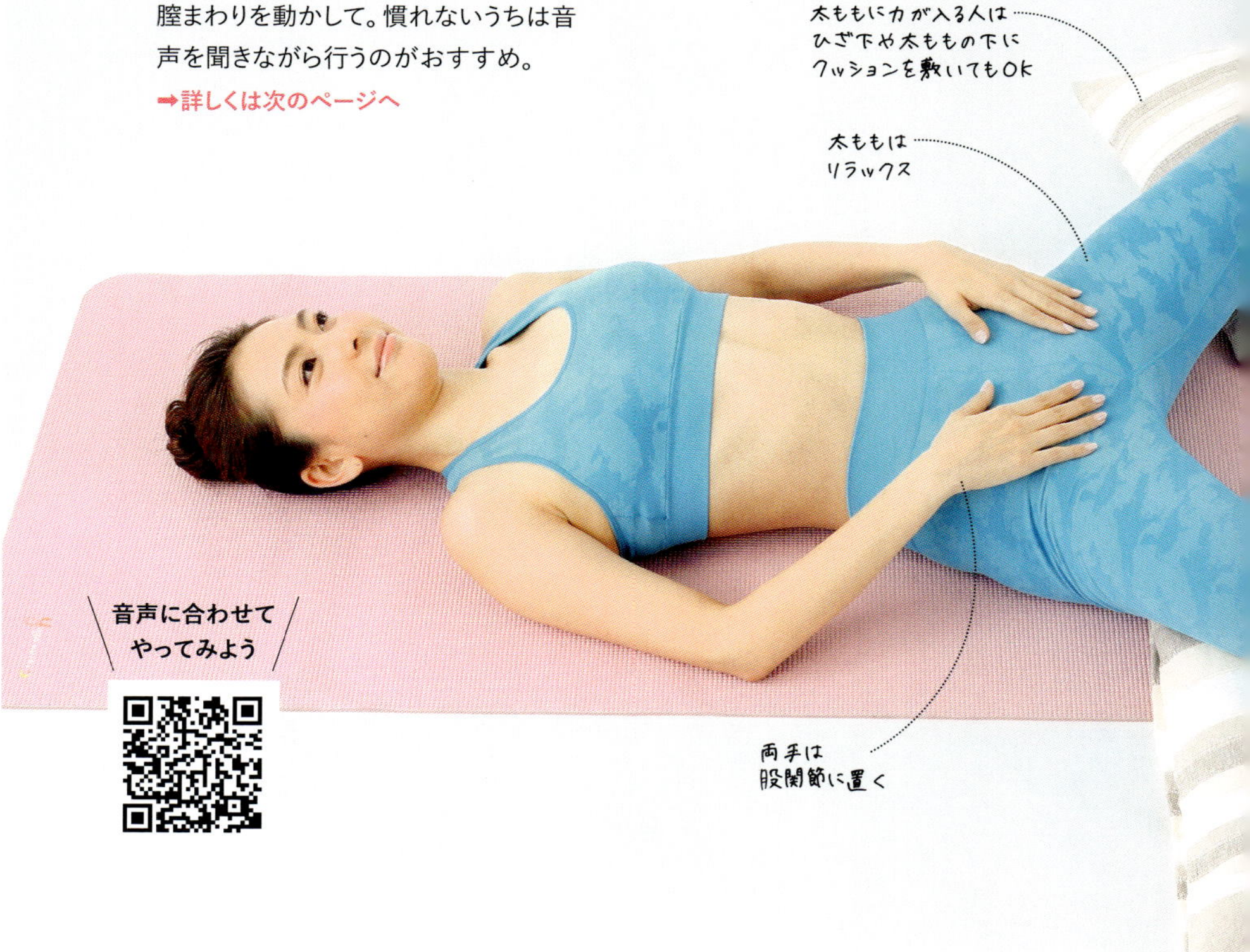
太ももに力が入る人は
ひざ下や太ももの下に
クッションを敷いてもOK
太ももは
リラックス
両手は
股関節に置く

音声に合わせて
やってみよう

膣まわりを後ろ・前・中の3つに分けて意識しながら呼吸する

1

ココを意識

後ろ

お尻の穴でペットボトルのふたを閉めるイメージ

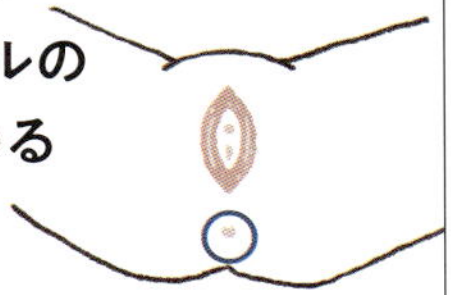

膣スクイーズ

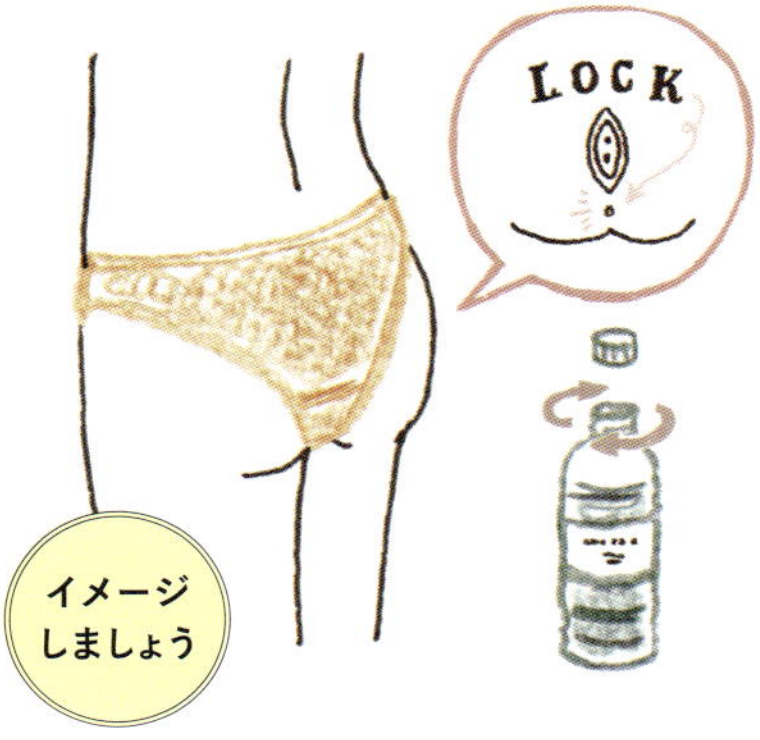

まずは膣の後方、お尻の穴に意識を向けます。お尻の穴をペットボトルのふたに見立てて、それを回しながら閉めるイメージで、膣の後方をスクイーズします。息を吸って、ゆっくり吐き出しながらふたを閉めていきましょう。

2

ココを意識

前

尿道口からストローで水を吸い上げキープするイメージ

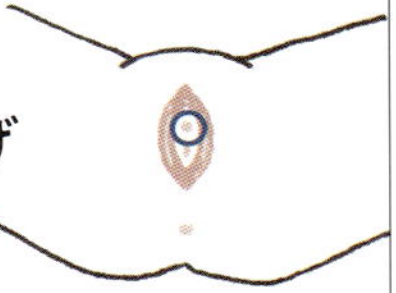

膣ロック

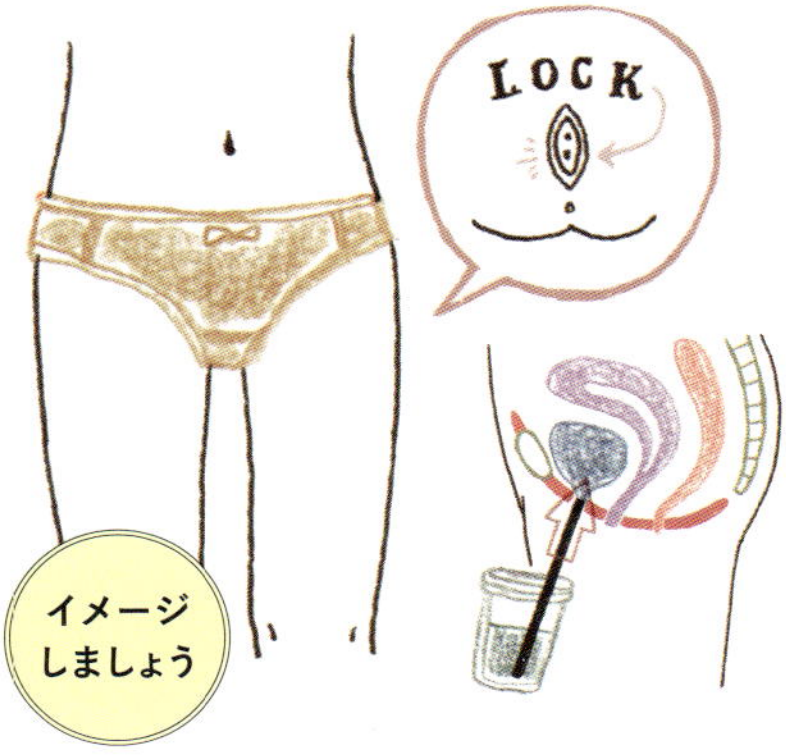

次に膣の前方、尿の出るあたりを意識します。尿の出る部分にストローがついているとイメージしましょう。1度息を吸って、息を吐きながら下から上に向かって一気に水を吸い上げて、その状態で膣をロックします。

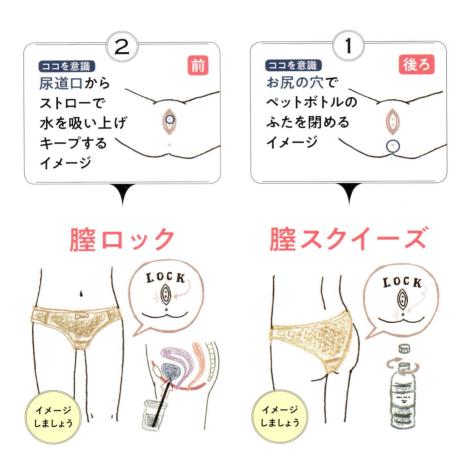

Let's Start

1 まずは エレベーターの 扉を左右から閉める

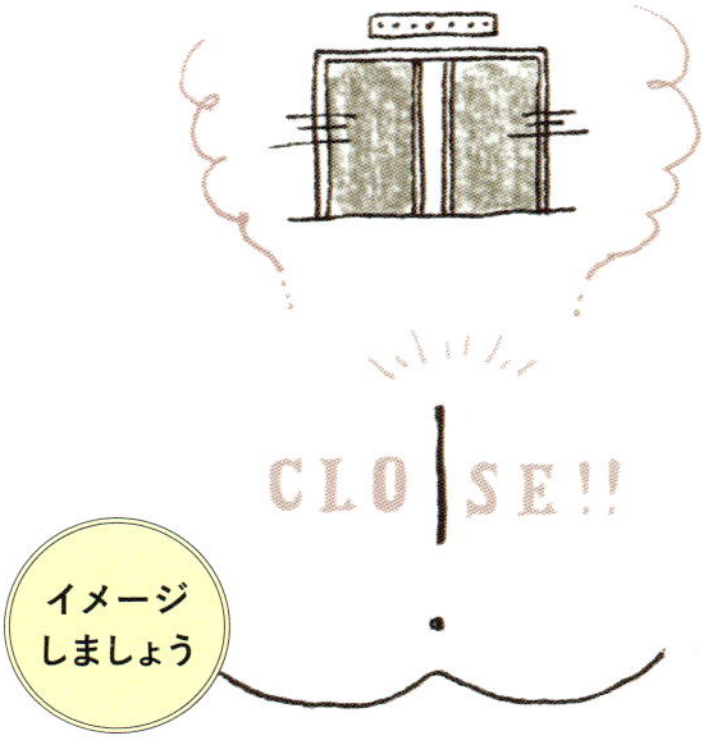

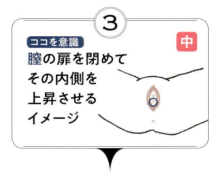

2 閉まった状態から エレベーターを上昇

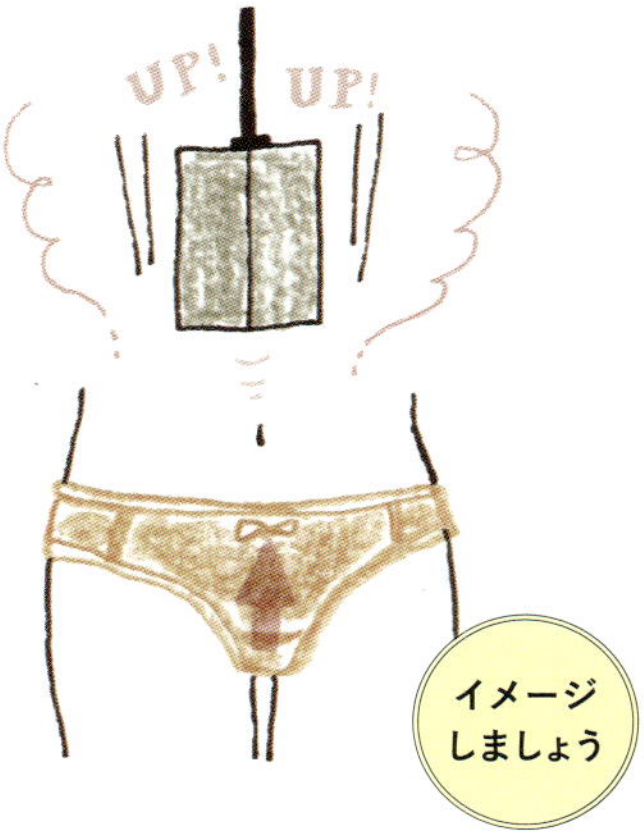

③

ココを意識

中

膣の扉を閉めて その内側を 上昇させる イメージ

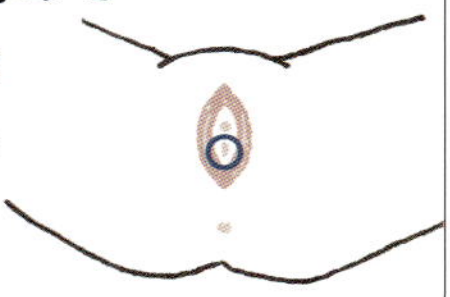

膣エレベーター

最後に①と②の間、経血の出るあたりを意識します。まずは膣をエレベーターに見立て、膣の左右の分け目を扉だとイメージします。大きく息を吸って、吐きながら膣の左右の扉を中央に寄せるようにしっかりと閉じたり開いたりする動きを何度か行います。次に扉の閉まったエレベーターの箱をイメージして膣を閉め、息を吐きながら、体の中心に向かって上昇させていきます。

1分膣リセット①

ペタンコ下腹をつくる おなかペコポコ

膣呼吸を使いながら、おなかを動かして、おなかを引き締めるインナーマッスルを鍛えます。胃腸などの内臓も刺激されて、便秘やおなかの冷えなどの不調もラクに！

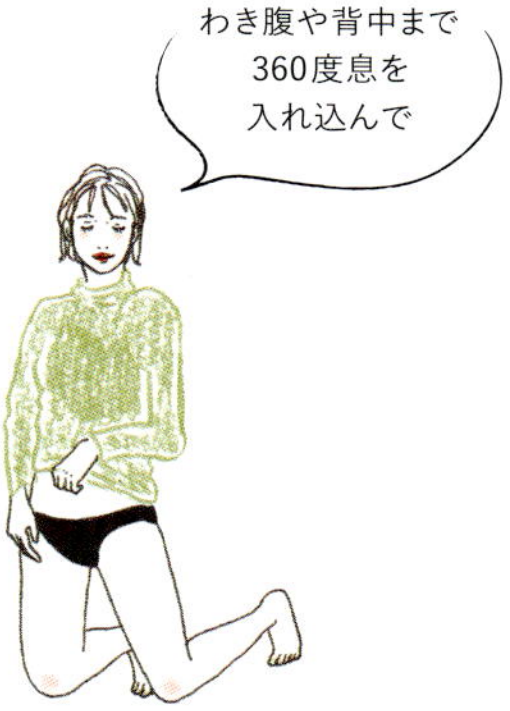
わき腹や背中まで
360度息を
入れ込んで

Let's Start

1 あお向けでひざを立てて おなか全体に 呼吸を入れる

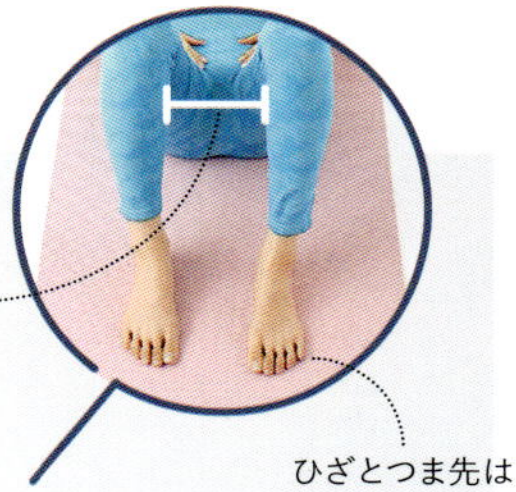
握りこぶし
1～1.5個分
開く
ひざとつま先は
同じ方向に

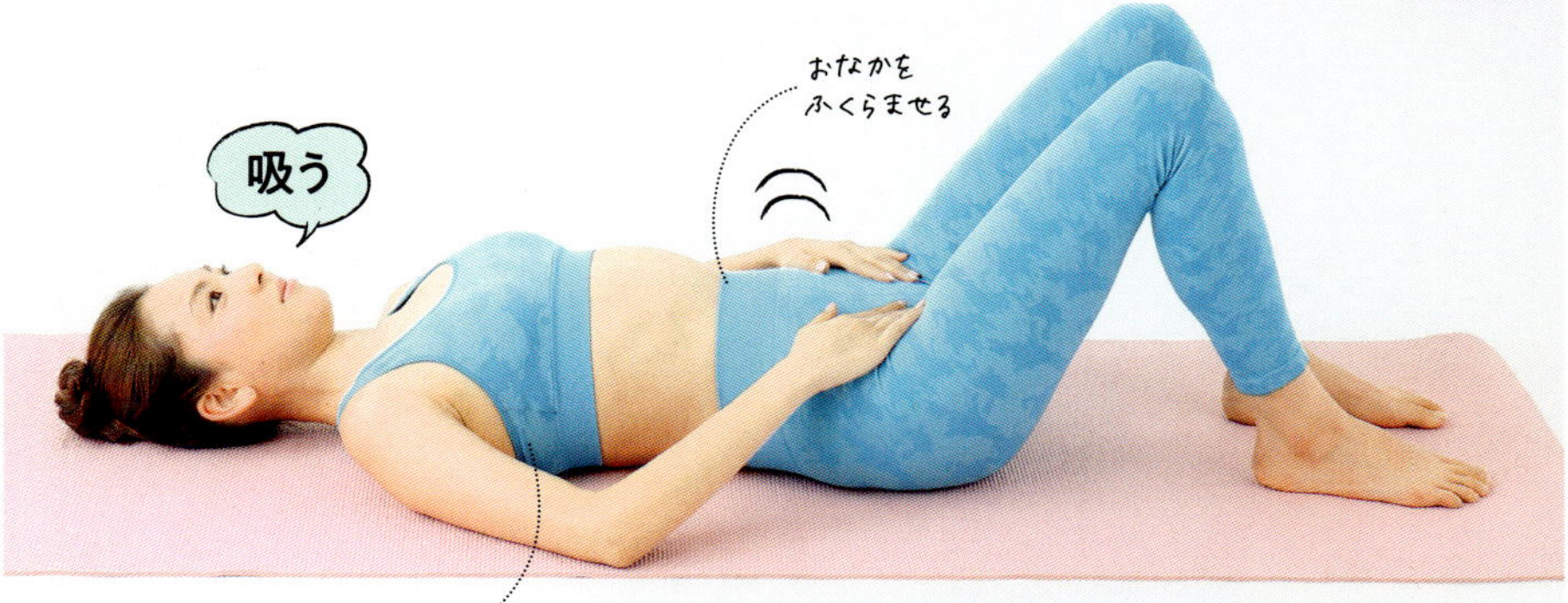
吸う
おなかを
ふくらませる
わきの下は
ゆるめる

2 息を吐いて下腹を凹ませて薄くする

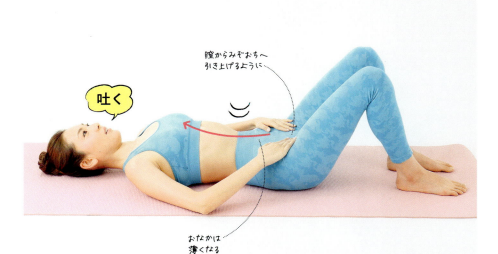

5回
目安に

膣トレのコツ

おなかいっぱい空気を吸って、膣から上に向かって吐き出す

息を吐くときには、膣を下から上へ引き上げながら、骨盤をえぐるように下からじょじょにおなかを薄くして、吐き出します。下がった内臓を正しい位置に引き上げるようなイメージで行って！

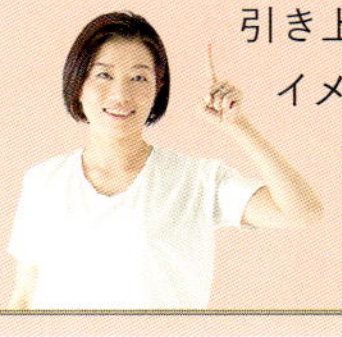

音声に合わせてやってみよう

1分膣リセット2

太ももほっそり&桃尻に お尻アップ ダウン

普段の生活では使うことが少ない、内ももとお尻を引き締めましょう！ 胸より腰を高くすることで、重力を使って膣から内臓を引き上げつつ、ヒップアップ。

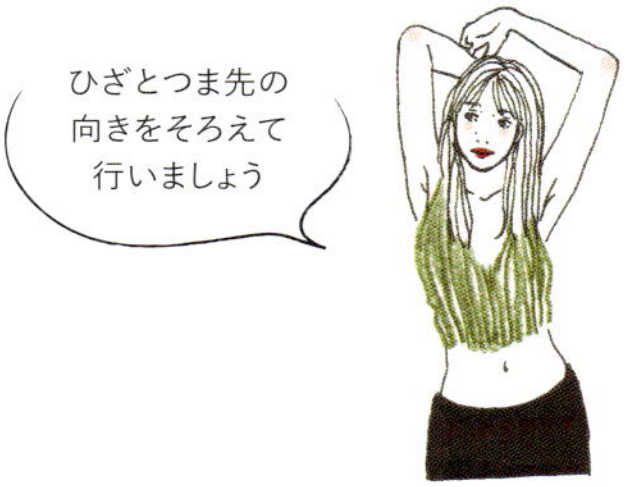
ひざとつま先の向きをそろえて行いましょう

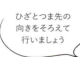

Let's Start

1 あお向けで ひざを立てる

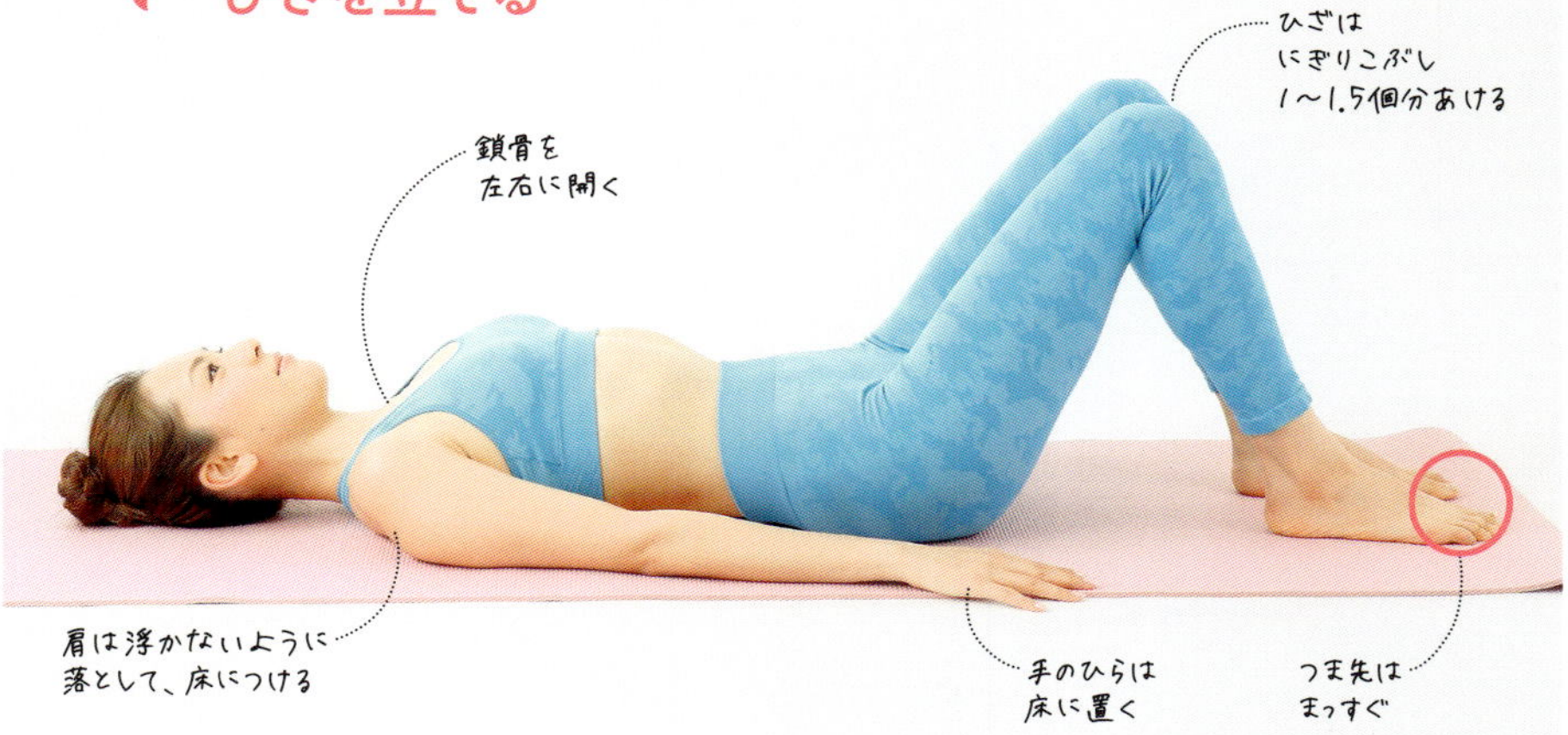
ひざは にぎりこぶし 1～1.5個分あける
鎖骨を 左右に開く
肩は浮かないように 落として、床につける
手のひらは 床に置く
つま先は まっすぐ

2 膣を引き上げながらお尻をアップ

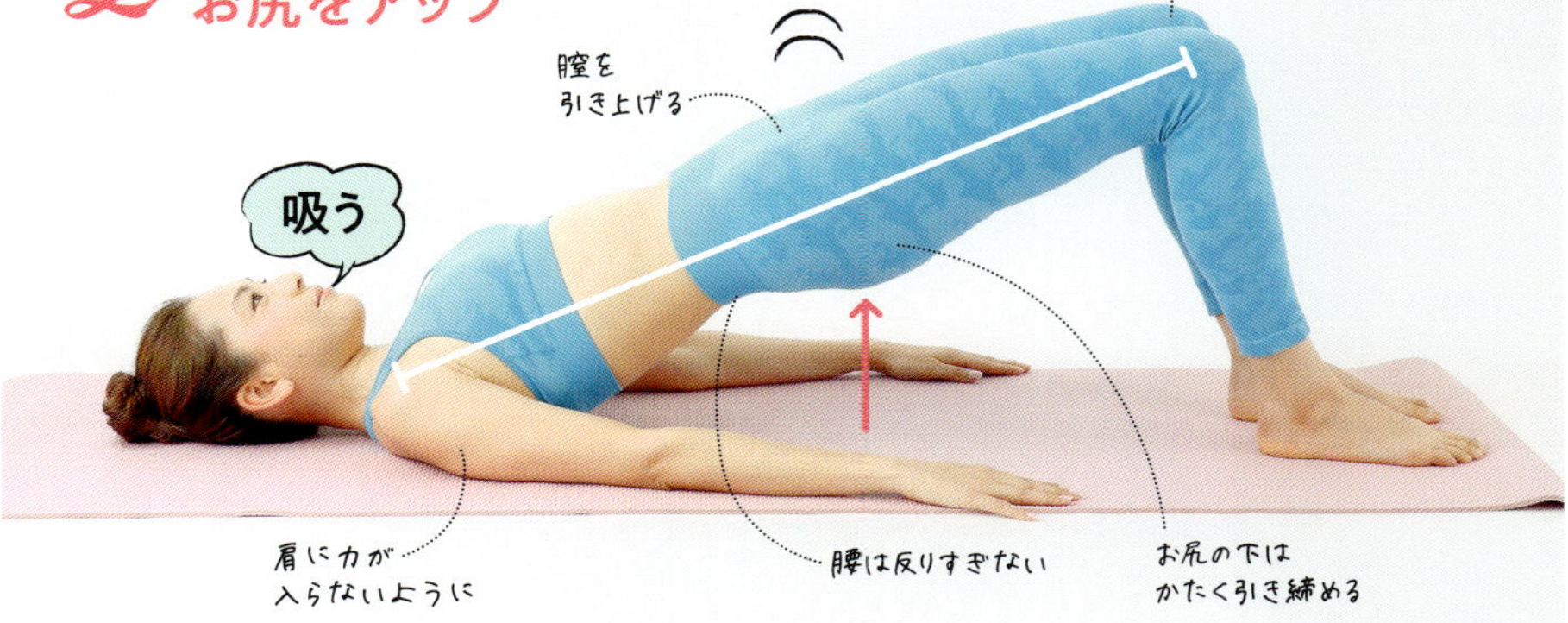

3 ゆっくりと床へお尻を下ろす

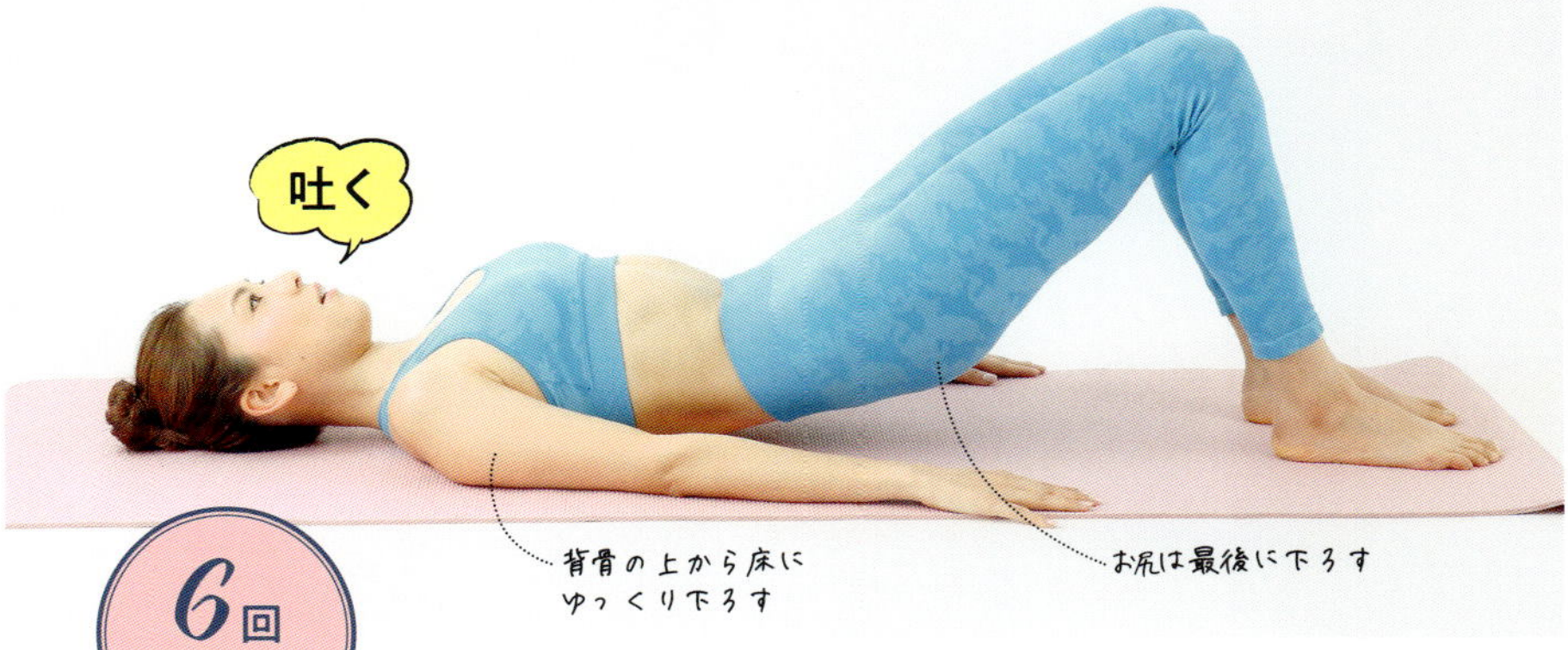
吐く
背骨の上から床に
ゆっくり下ろす
お尻は最後に下ろす

6回目安に

音声に合わせて
やってみよう

LEVEL UP!

ティッシュケースをはさんだままアップダウン

基本の動きに慣れてきたら、ひざの間にティッシュケースをはさんでトライ。ケースを落とさないように太ももと膣に力を入れて動くと、より効果がアップ。

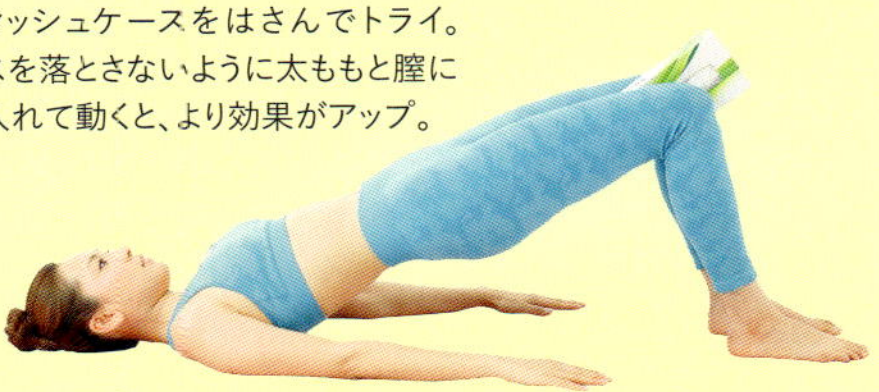

1分膣リセット③

太ももの後ろを鍛えて
代謝アップ
天井キック

脚とお尻を上げるときは、
おなかを凹ませた状態をキープ！
おなかと太もも、背中まで同時に鍛えられ、
代謝もアップするからダイエットにぴったり。

Let's Start

1 右脚を上げて、足の裏は天井へ向ける

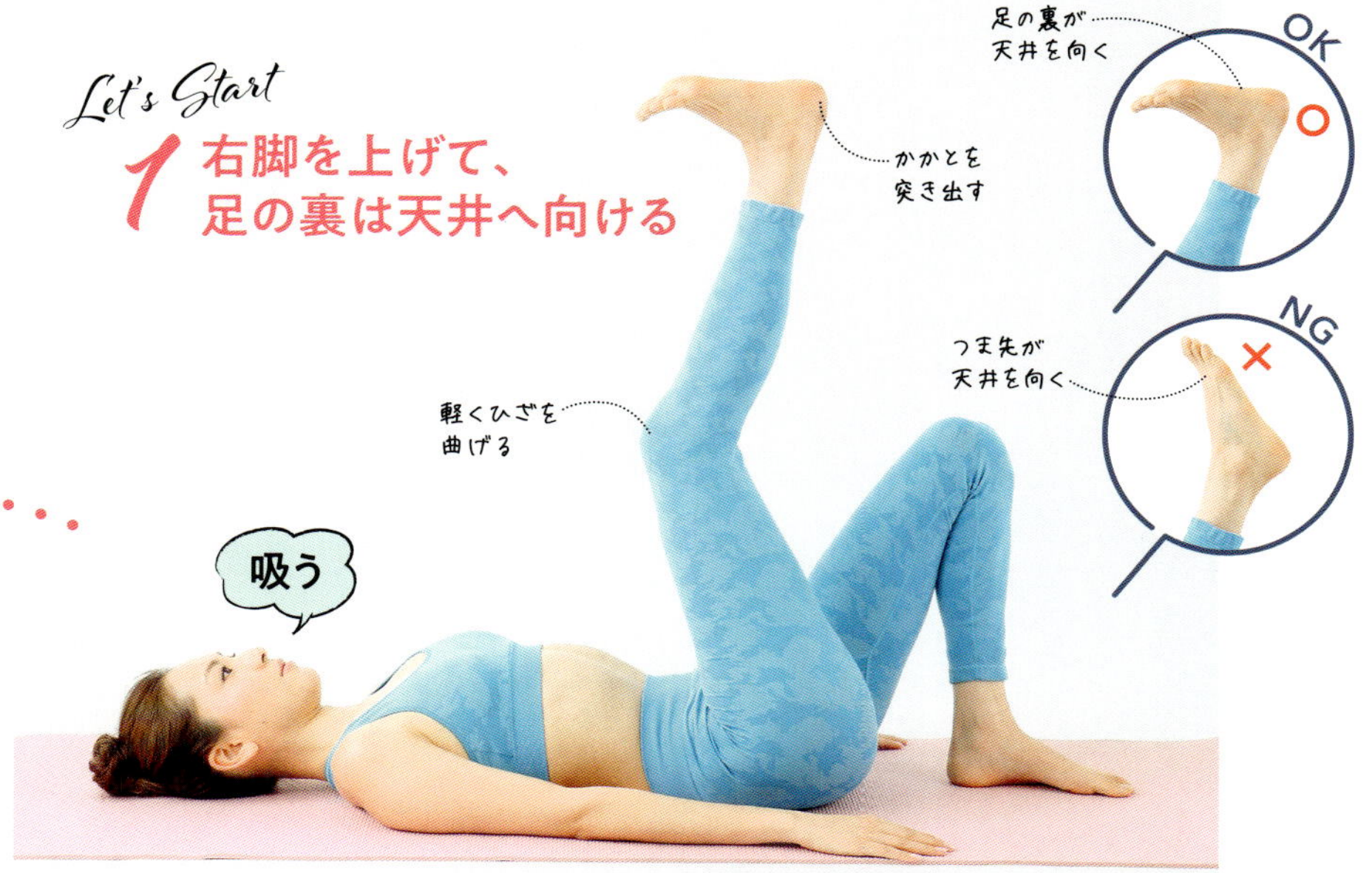

吸う
軽くひざを曲げる
かかとを突き出す
足の裏が天井を向く
OK
○
つま先が天井を向く
NG
×

音声に合わせて
やってみよう

腟トレのコツ

腟の力で体を上へと引き上げる

床についている腕や足の力ではなく、腟を中心とした腹部のインナーマッスルの力で、体をまっすぐ上へ持ち上げるようなイメージで行いましょう。同時に足裏で力強く天井を蹴り出すのがポイントです。

2 お尻を持ち上げて天井をキック!

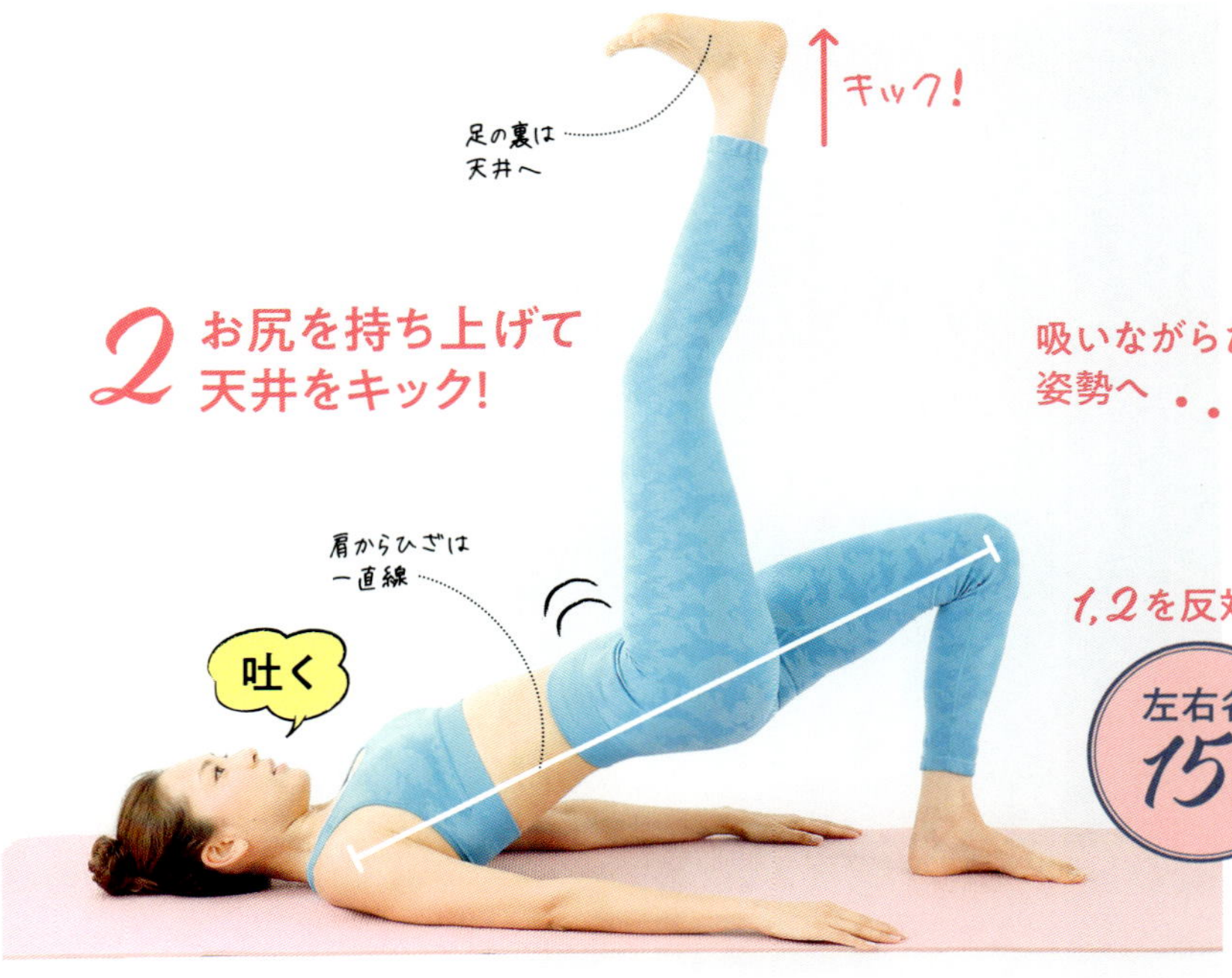
キック!
足の裏は
天井へ
肩からひざは
一直線
吐く

吸いながら1の
姿勢へ

1,2を反対側も

左右各
15回

1分膣リセット4

腸活サポート ガス抜きポーズ

膣から下腹を引き上げながら吐く腹式呼吸を行い、腸の中にたまったガスを抜いていきます。深く呼吸をするほど、副交感神経が働いて心や体の疲れが抜けて、リラックスモードに。

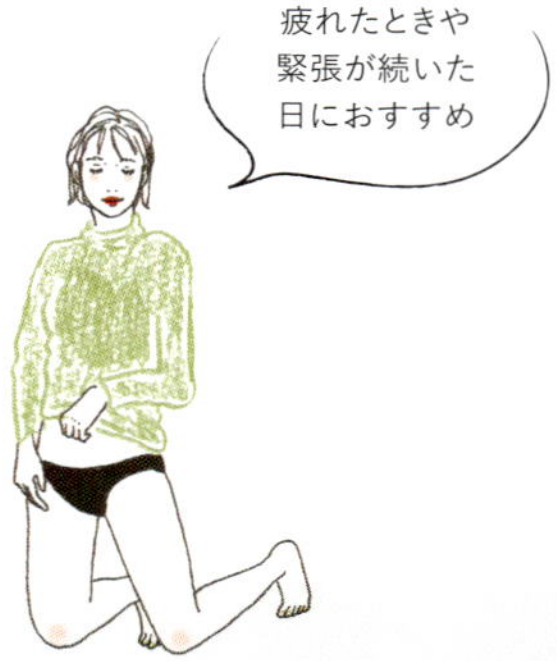
疲れたときや
緊張が続いた
日におすすめ

Let's Start

1 ゆっくりと両脚を胸に引き寄せて、ひざを両腕で抱える

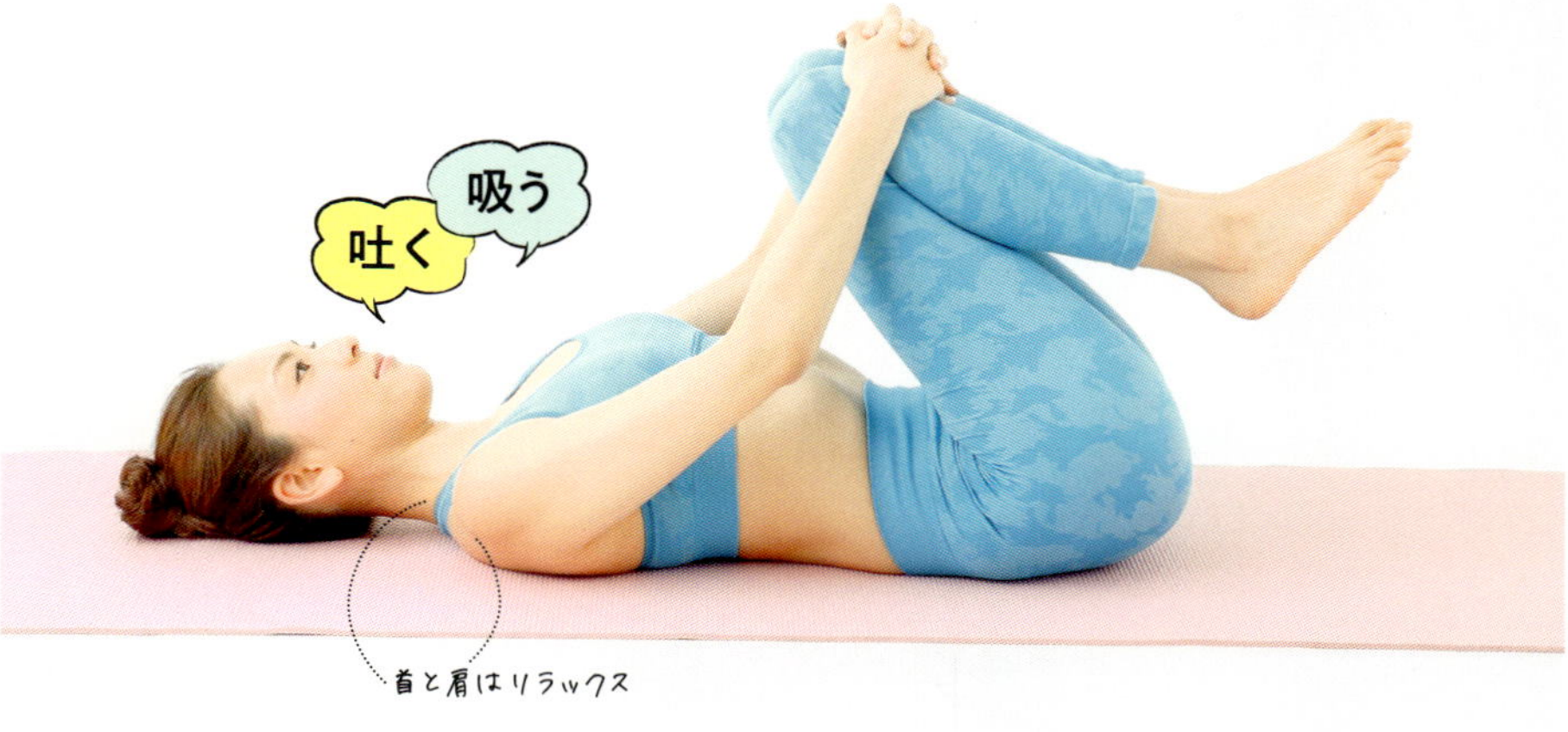
吸う
吐く
首と肩はリラックス

2 ひざとおでこを近づけるように頭を持ち上げる

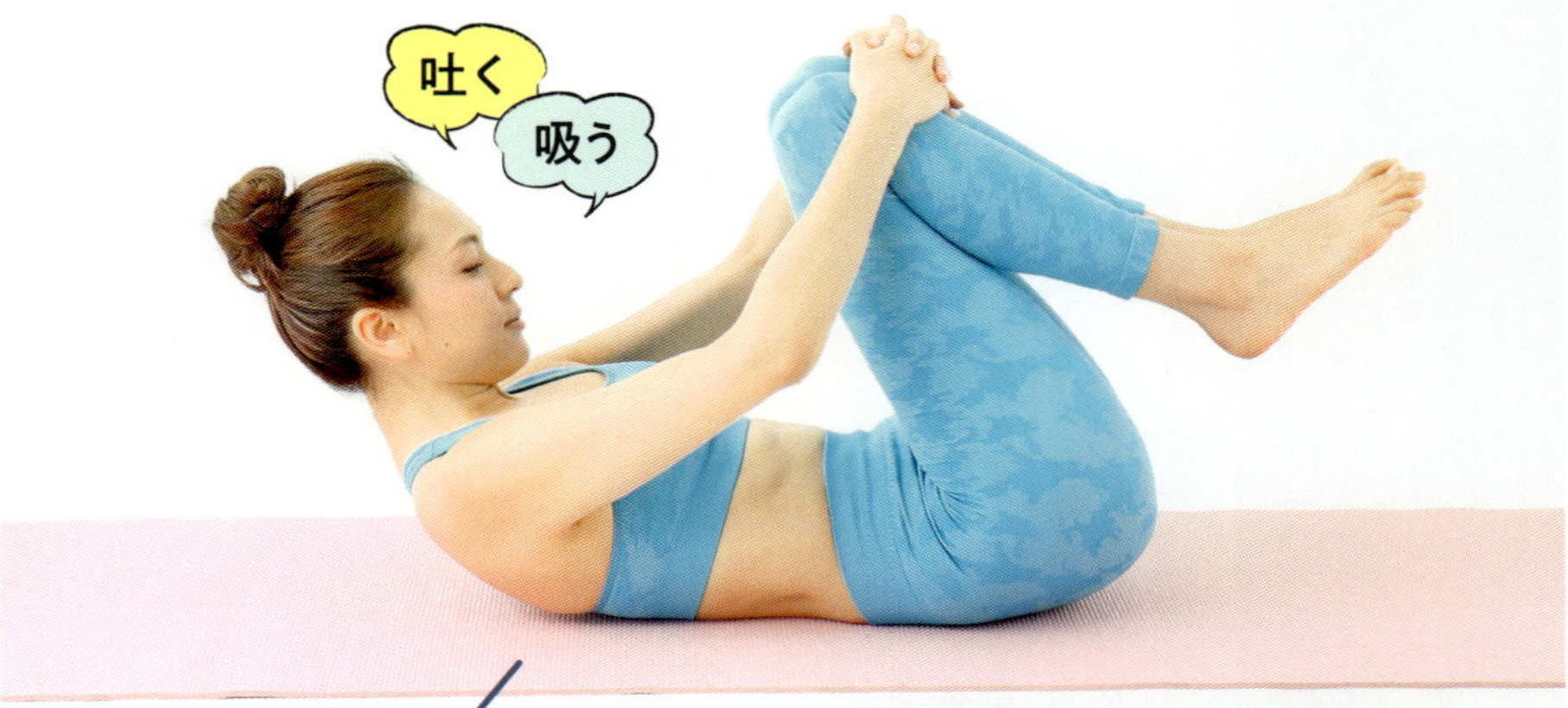
吐く
吸う

⚠首に違和感のある人は頭を持ち上げないで

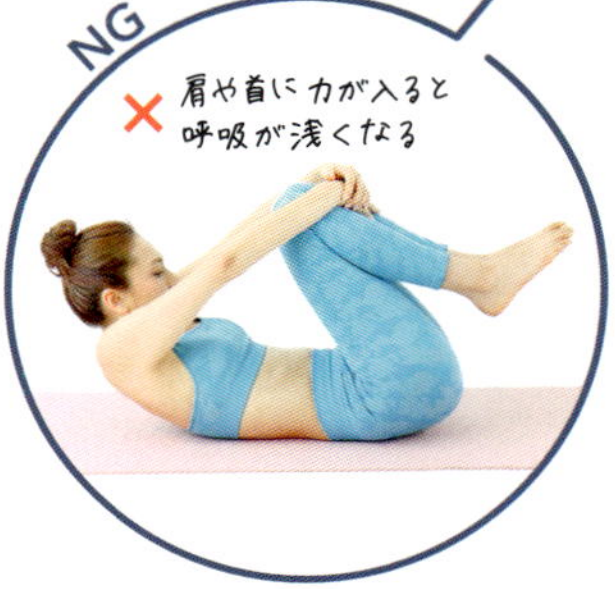
NG
× 肩や首に力が入ると呼吸が浅くなる

1,2で
1分
目安に

膣トレのコツ

おなかと膣に呼吸を送る

ひざを抱えて胸に引き寄せたら、吐く息で膣をロックしておなかをペタンコにし、吸う息で少しゆるめます。さらに頭を持ち上げてからもこの呼吸をくり返すことで、おなかの上部まで刺激され、簡単で効率のいい腸活エクササイズに。

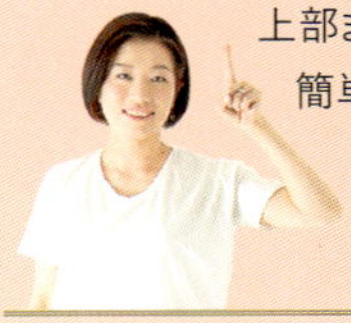

音声に合わせてやってみよう

1分膣リセット5

くびれたウエストに ねじって パンチ

膣まわりの骨盤底筋群をしっかり締めて、みぞおちまで引き上げて、おなかを凹ませます。さらに体をひねって左右にパンチし、くびれをつくりましょう。背中が丸まらないようにすると、膣ロックがキープできます。

Let's Start

1 体育座りの姿勢から体を倒し、ひじを曲げる

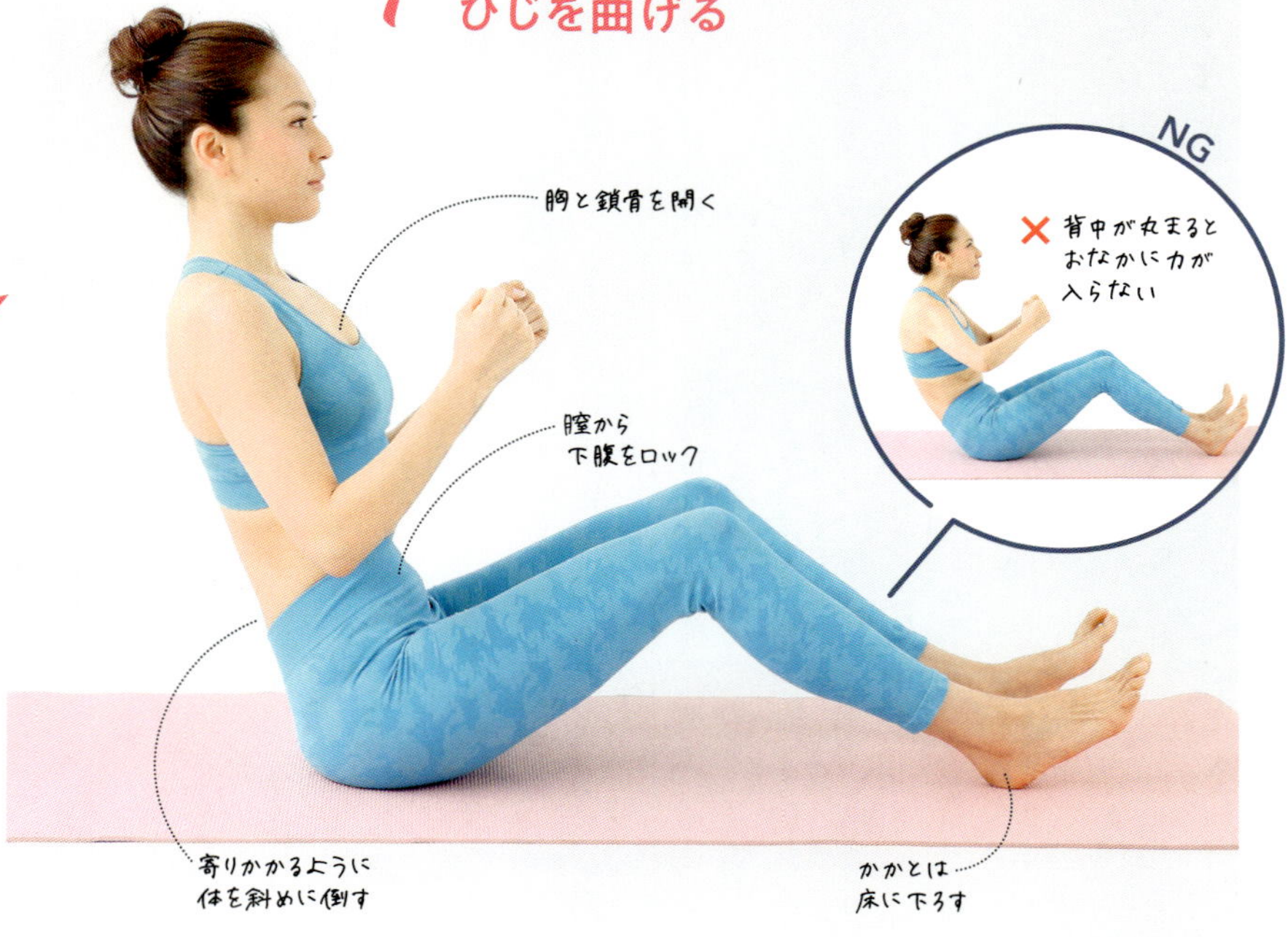
胸と鎖骨を開く
膣から
下腹をロック
寄りかかるように
体を斜めに倒す
かかとは
床に下ろす
NG
× 背中が丸まると
おなかに力が
入らない

自然呼吸

2 体を右へひねり、左ひじを伸ばしてパンチして1に戻り、再び右へパンチ

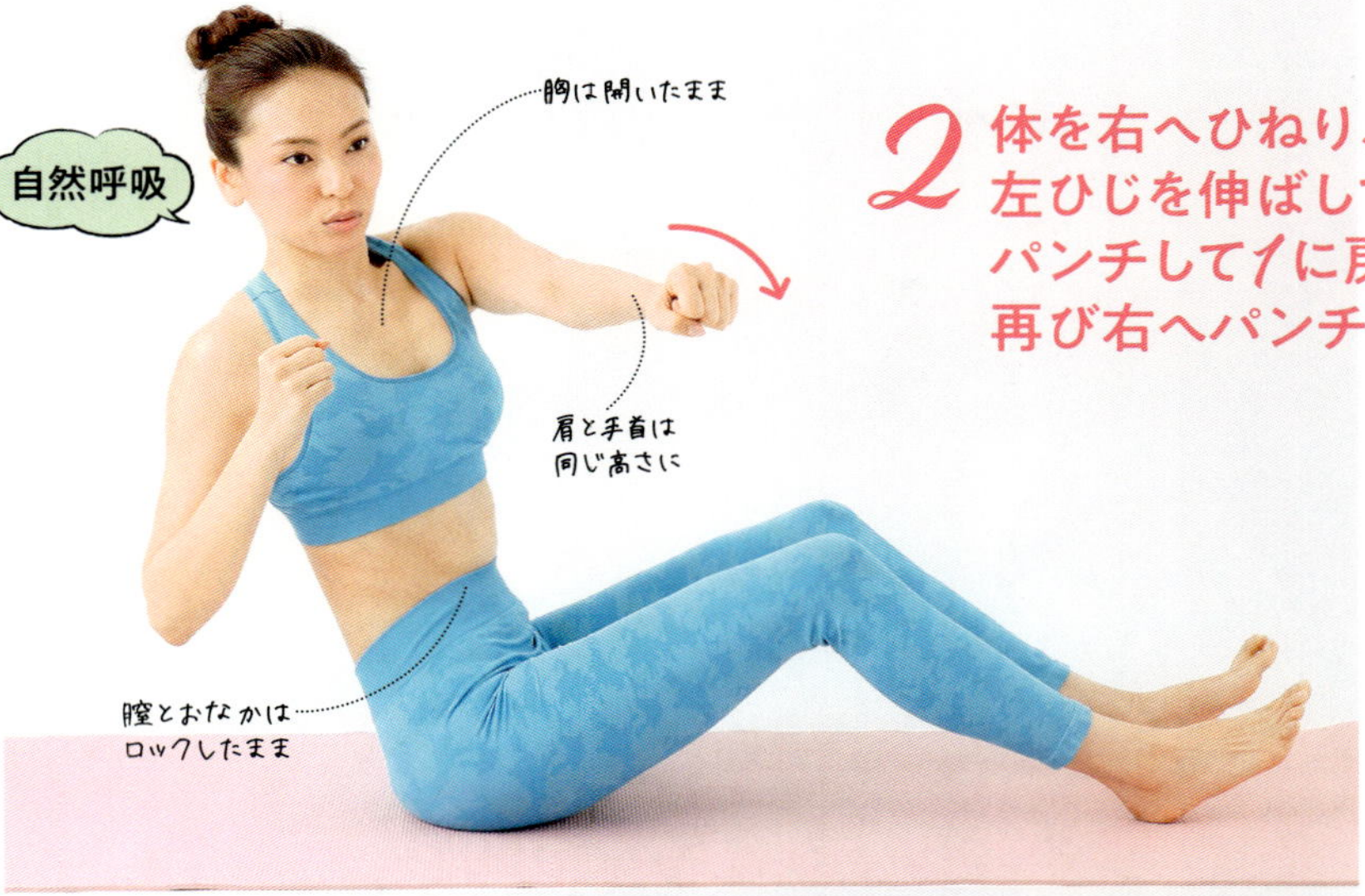
胸は開いたまま
肩と手首は
同じ高さに
膣とおなかは
ロックしたまま

1,2を反対側も

左右各20回

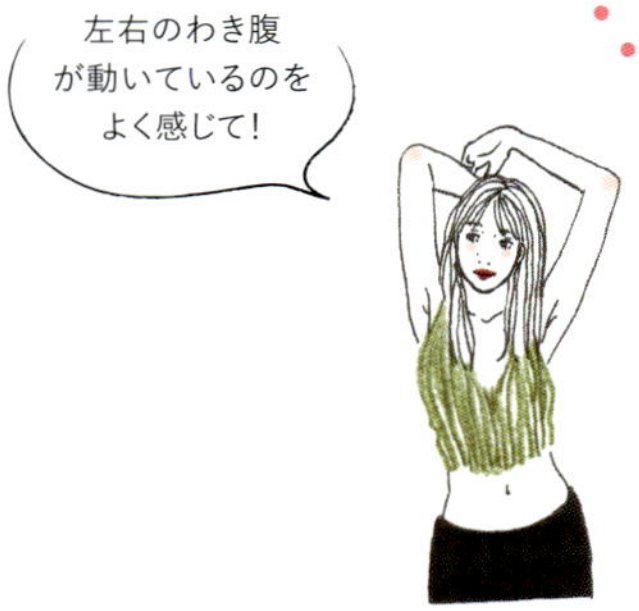
左右のわき腹
が動いているのを
よく感じて!

音声に合わせて
やってみよう

1分膣リセット6

骨盤まわりの冷え改善

4の字 ひざ抱え

座りっぱなしの生活で意外にこっているお尻。
お尻をストレッチすることで、
股関節や膣まわりの血流がアップし、
冷えが原因でついた脂肪を落ちやすい状態に。

Let's Start

1 あお向けでひざを立て、右足を左の太ももの上にのせる

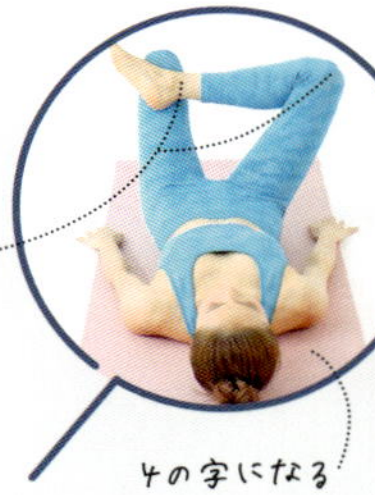
右ひざと
右足首は
平行に
4の字になる

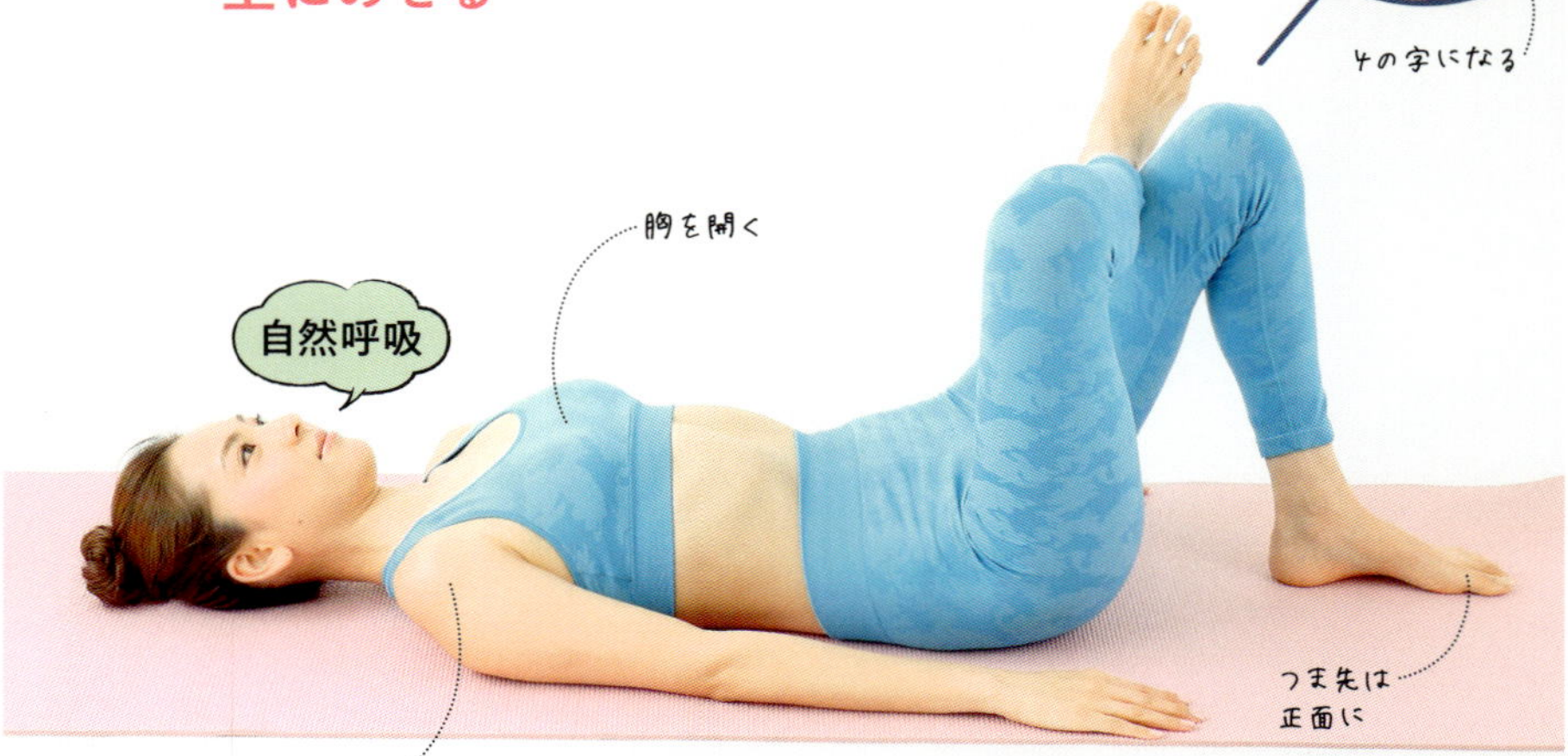
胸を開く
自然呼吸
肩はリラックス
つま先は
正面に

2 両手で左の太ももを後ろから抱えて、胸に引き寄せる

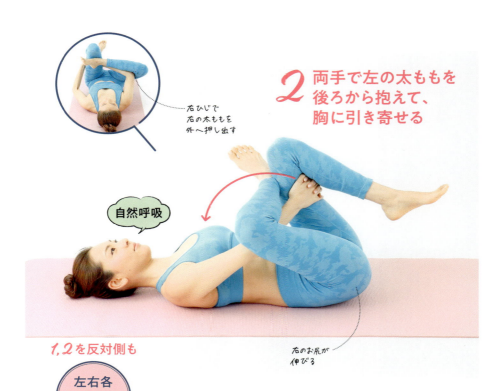

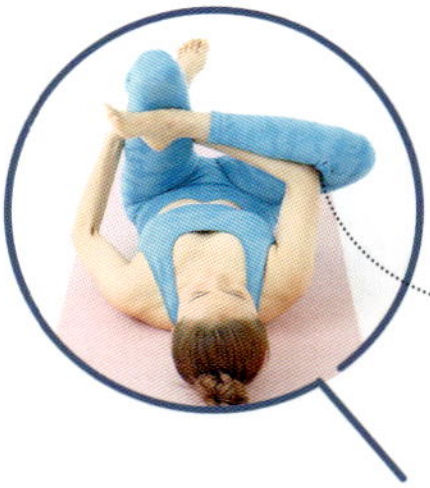
右ひじで
右の太ももを
外へ押し出す

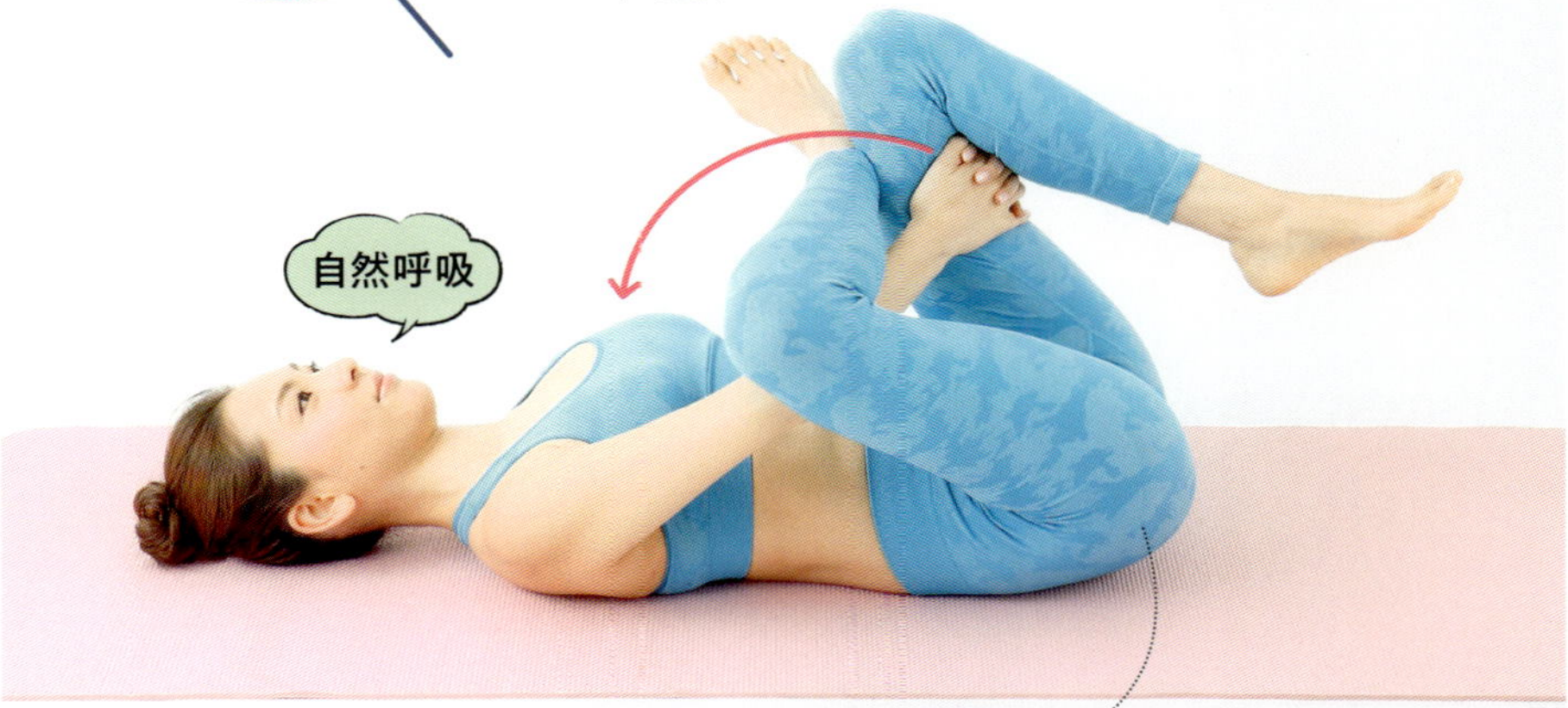
自然呼吸
右のお尻が
伸びる

1,2を反対側も

左右各30秒

膣トレのコツ

太ももを外に押して骨盤内の血流をアップ

両手で太ももを引き寄せながら、外に開いたひざ側の内ももをひじで外側に押し出し、お尻が痛気持ちいい状態をキープ。下半身の血流が促進され、おなかやお尻がポカポカに。また、お尻をストレッチすることで腰痛改善にも効果大！

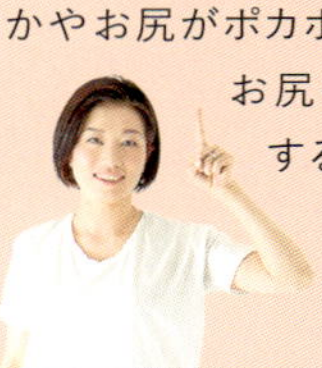

音声に合わせてやってみよう

1分膣リセット7

関節をゆるめて毒素排出
足首回し

足首は股関節や骨盤までつながっています。
そのため、足首の滞りをほぐすと
骨盤や股関節のゆがみが戻りやすくなるのです。
さらに膣を正しく引き上げるサポートにも！

音声に合わせて
やってみよう

Let's Start

1 左の太ももの上に右足をのせ、親指をつかんで足首を回す

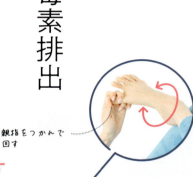

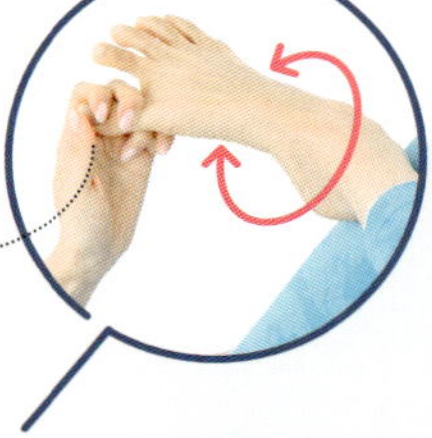

親指をつかんで回す

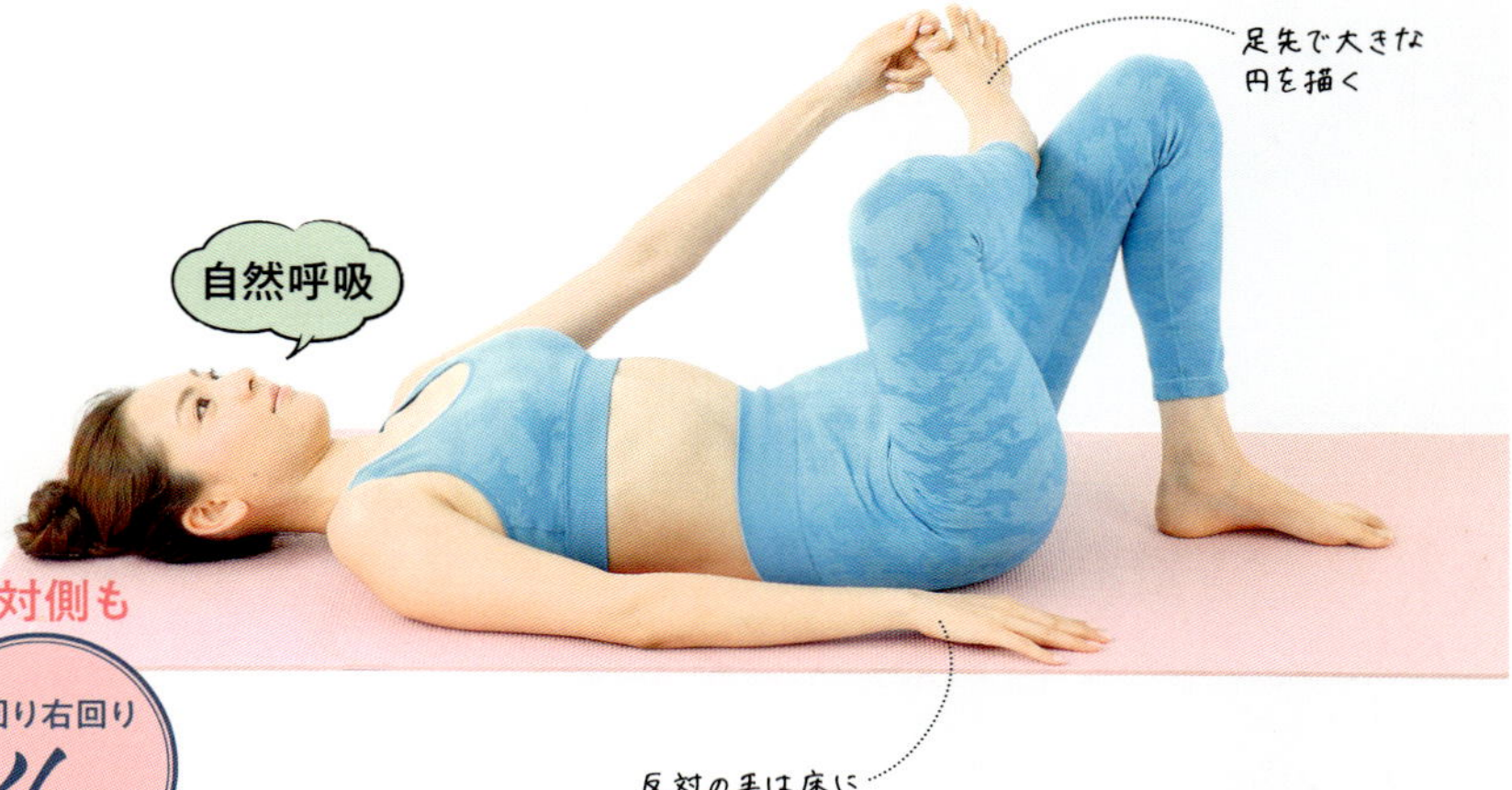

足先で大きな円を描く

自然呼吸

反対の手は床に置いてリラックス

反対側も

左回り右回り 4回

1分膣リセット⑧

ふくらはぎをゆるめる 脚バイバイ

上へ上へと引き上げてきた膣まわりの血流をアップ。つま先を内、外へ大きくバイバイするように動かして、脚全体と股関節をゆるめます。張った脚全体がやわらかくなり、むくみも解消。

1 あお向けになり、バイバイするように脚を内、外へ

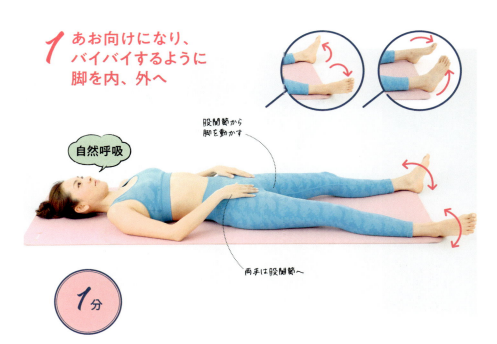

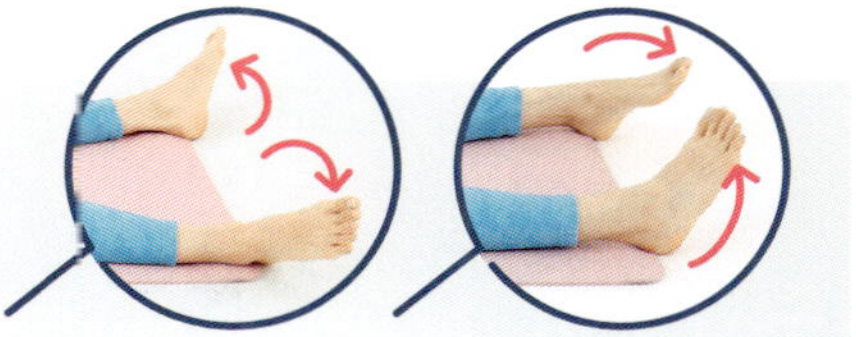

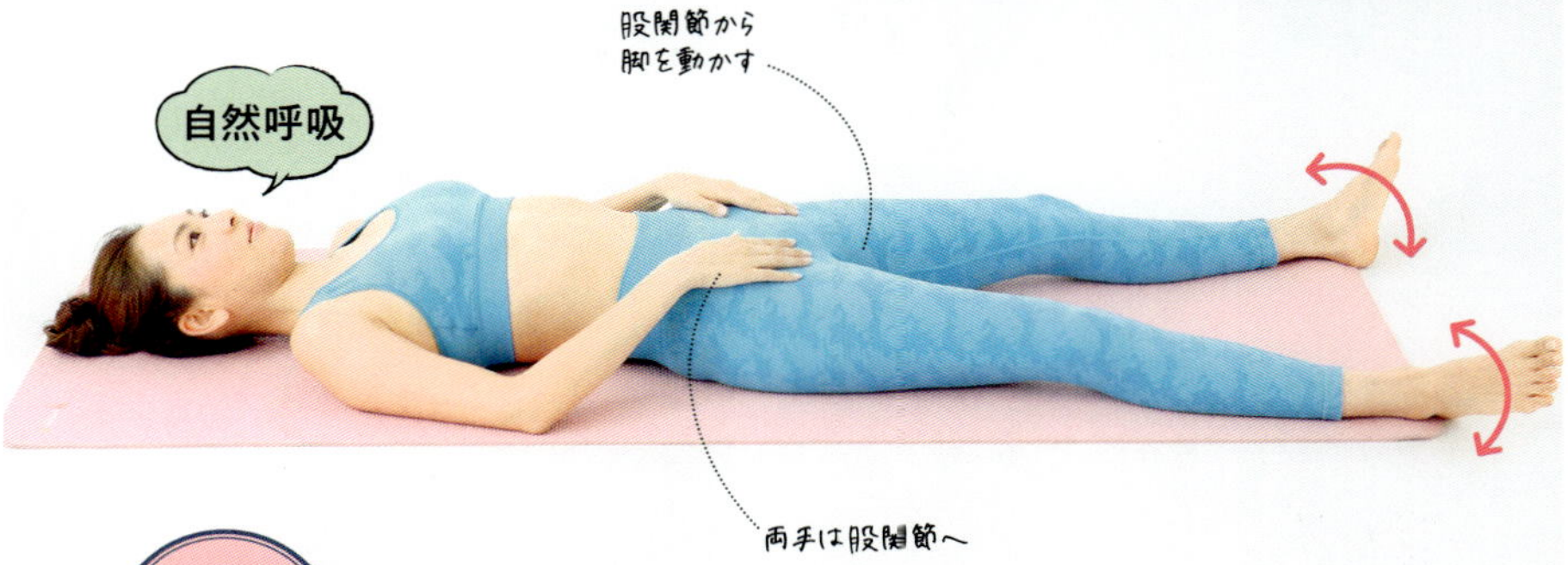
自然呼吸
股関節から脚を動かす
両手は股関節へ

1分

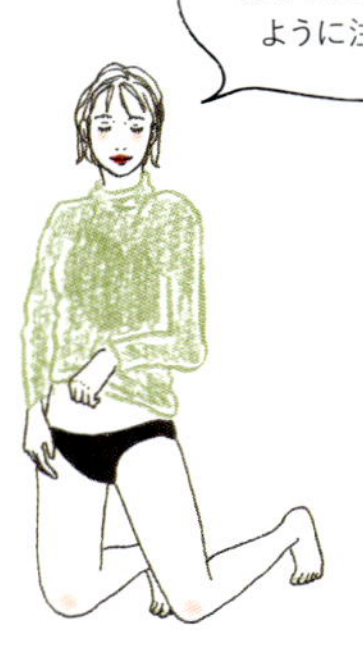
上半身には力が入らないように注意

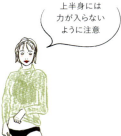

音声に合わせてやってみよう

1分膣リセット⑨

自律神経を整える 背中伸ばし

自律神経のバランスが崩れると、心や体にさまざまな不調が起こります。1分膣リセットの最後に背中伸ばしを行って、膣まわりから心と体のこわばりをオフ！

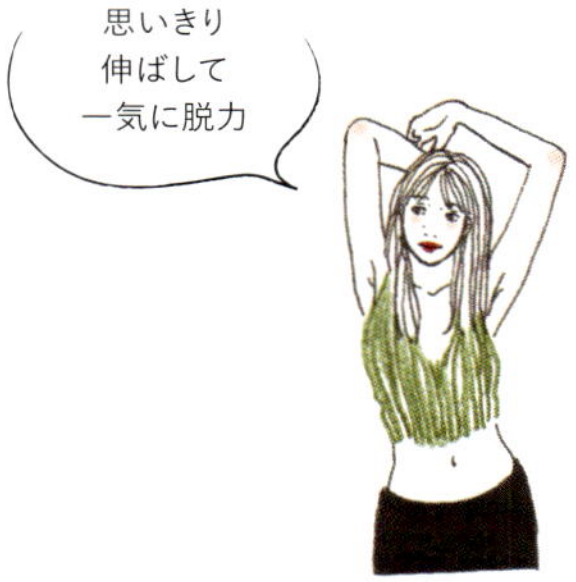
思いきり
伸ばして
一気に脱力

Let's Start

1 吸いながら指を組んで 吐きながら手のひらを返し 天井へ押し出す

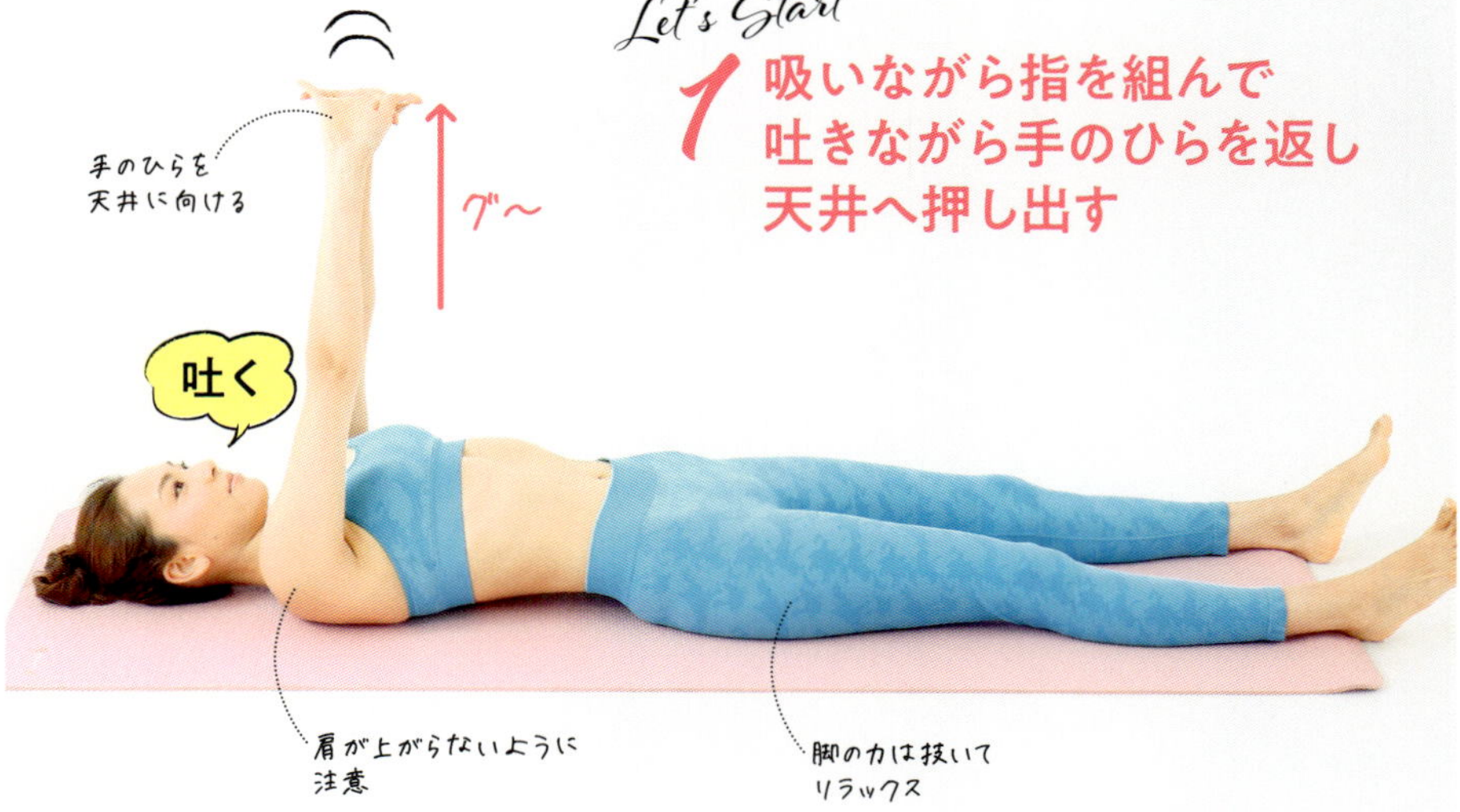
手のひらを
天井に向ける
グ～
吐く
肩が上がらないように
注意
脚の力は抜いて
リラックス

2 手と足で引っ張り合うように上下に体を伸ばす

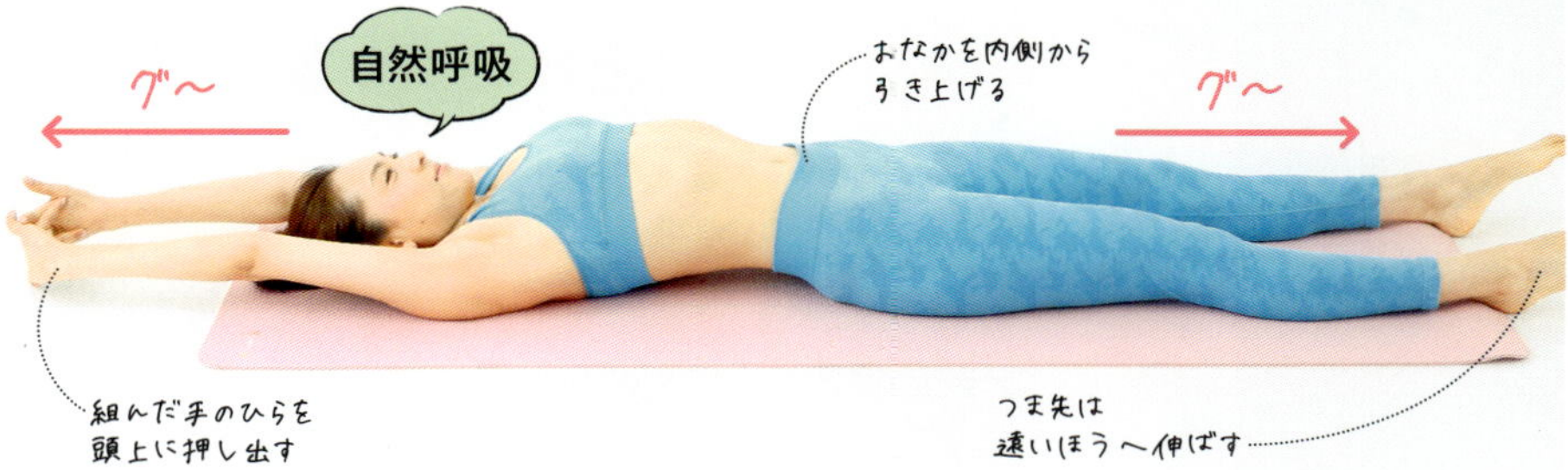

3 息を吐きながら一気に脱力

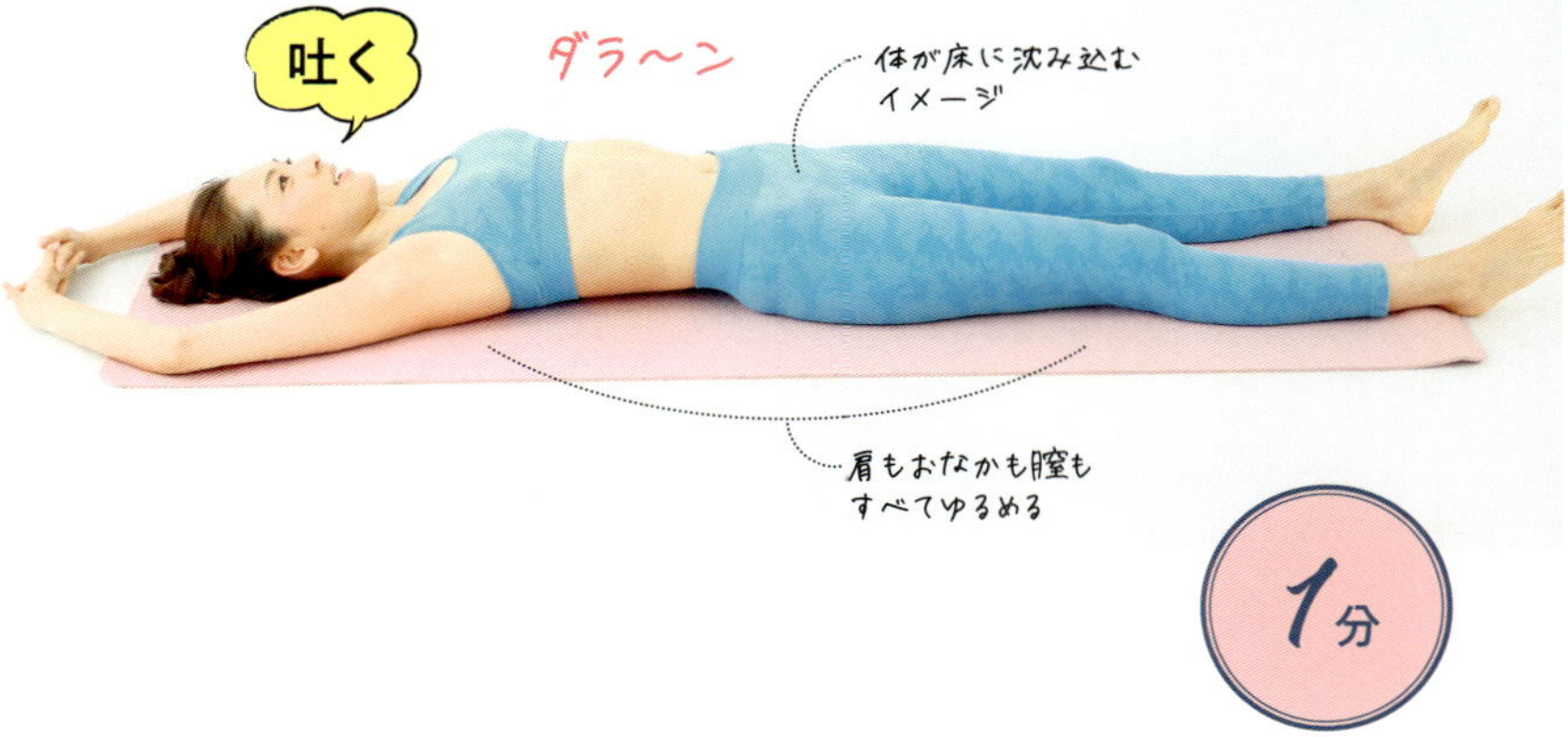

1分

音声に合わせて
やってみよう

COLUMN

膣トレは究極のながらトレーニング

タイプ別 膣トレ24H メニュー

P50の膣呼吸で膣を動かす感覚をつかめたら、ながらで膣トレ。慣れるまでわかりづらかったり、少しキツいかもしれませんが、毎日、続ければ必ず体が変わります！

デスクワークA子

膣トレ座りでしっかりクセづけ

膣を引き上げるようにキープしてイスに座ります。猫背などの悪い姿勢では、膣まわりがゆるんでしまいます。膣に意識を向けるだけで、正しい姿勢に！

1日のスケジュール

7:00	起床
8:00	出勤 ➡**パソコン打ちながら膣トレ**（P74）
9:00	仕事スタート ➡30分に1回**膣トレ座り**（P71）
12:00	ランチ
13:00	午後会議　**膣トレ座り**
18:30	退社
20:00	夕食
21:00	入浴 ➡**膣トレ立ち**（P73）
22:00	**ベーシック膣トレ** （P45〜）
23:00	就寝

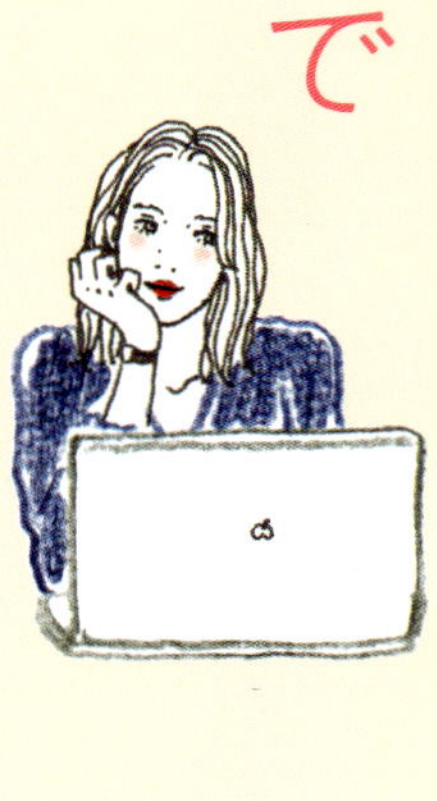

オフィスでは、ほぼ一日中、パソコンとにらめっこして座りっぱなし。ぽっこり出た下腹が悩み。

膣トレ座りを覚えよう!

パソコンの前で、電車に座って、待合室のイスで、常に膣を引き上げるように座りましょう。背すじがまっすぐ伸びて、疲れにくい姿勢になります。

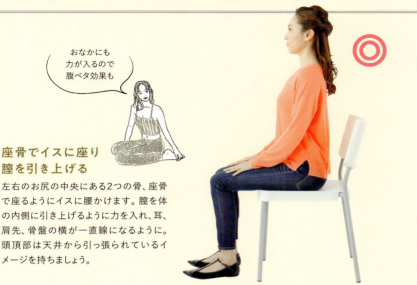

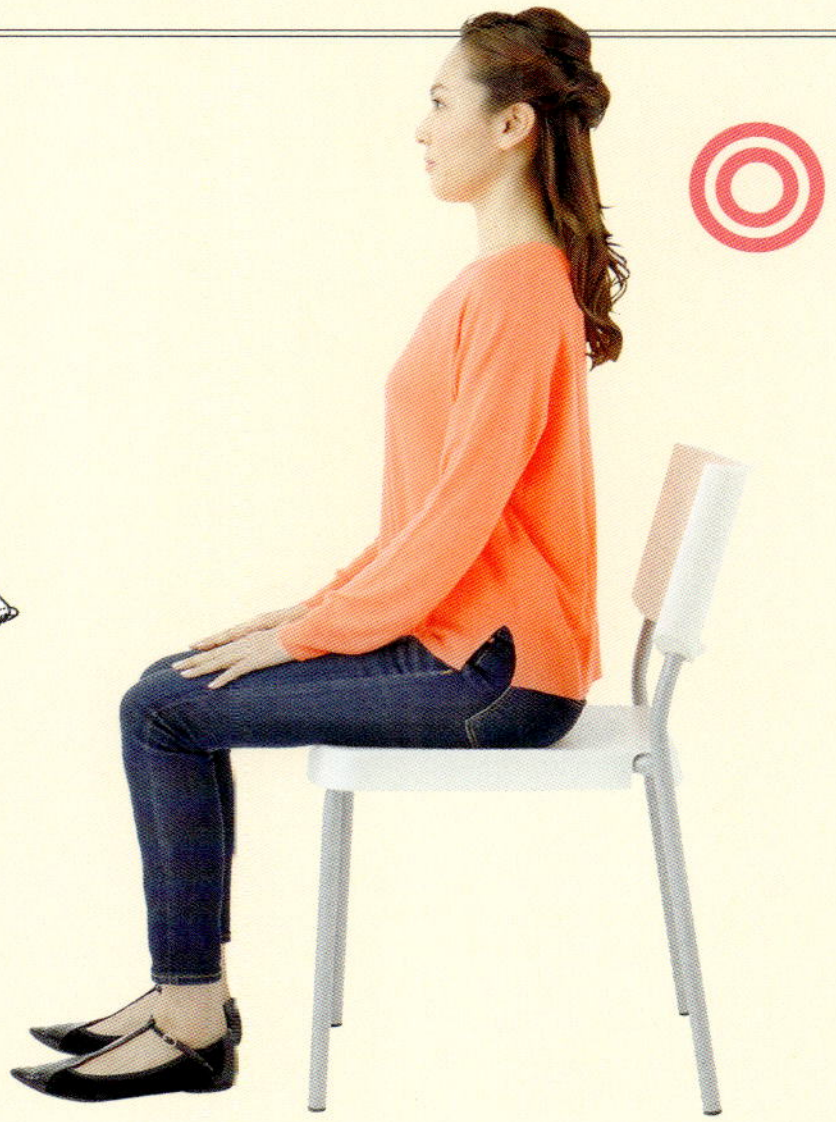

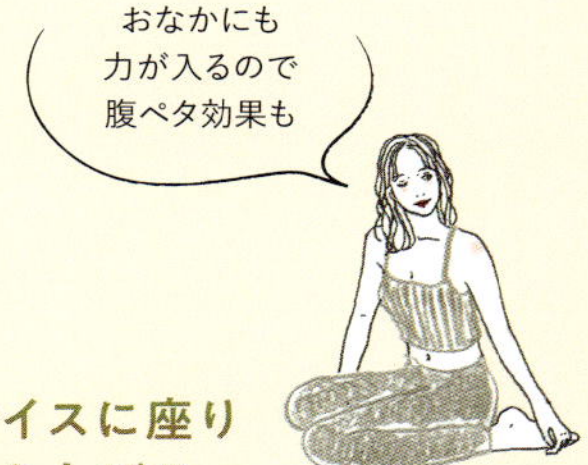
おなかにも
力が入るので
腹ペタ効果も

座骨でイスに座り 膣を引き上げる

左右のお尻の中央にある2つの骨、座骨で座るようにイスに腰かけます。膣を体の内側に引き上げるように力を入れ、耳、肩先、骨盤の横が一直線になるように。頭頂部は天井から引っ張られているイメージを持ちましょう。

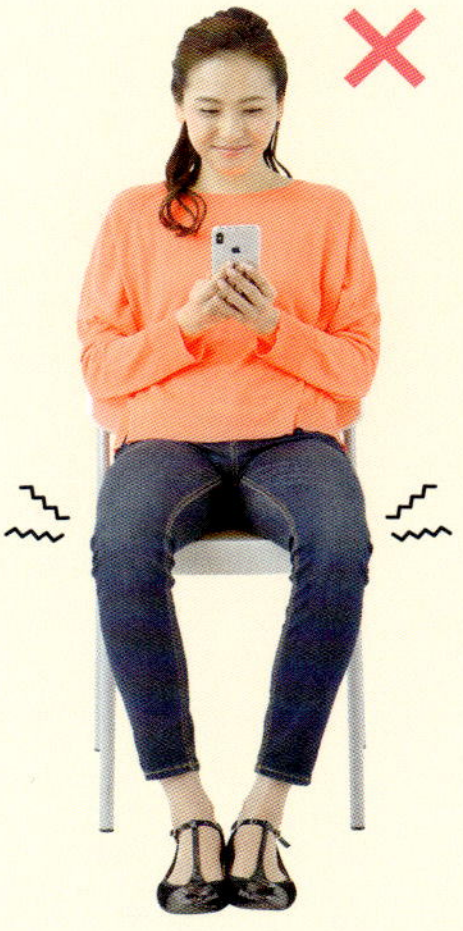

内ももの筋肉が弱い人は、ひざが離れがち。膣トレ座りを意識すると、内ももにも意識が向き、ひざが閉じるようになります。

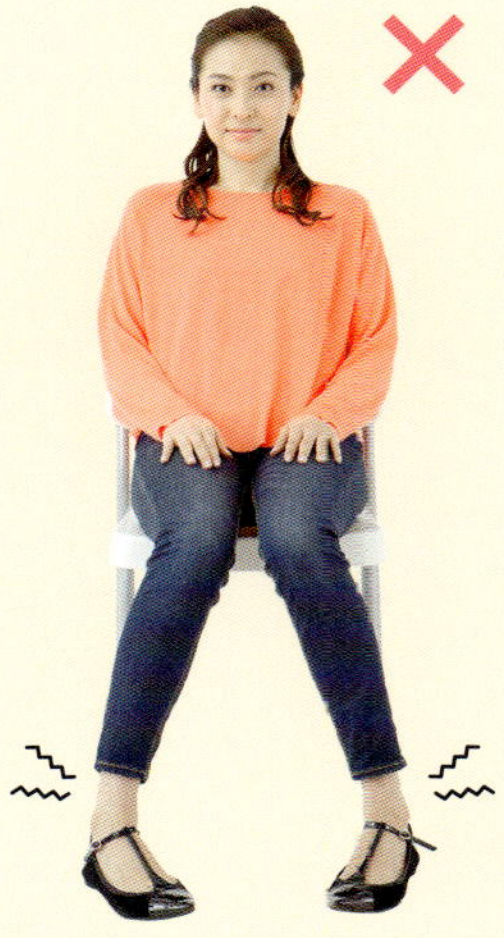

両ひざをつけていても、かかとより足先が内側に向いた姿勢はNG。骨盤がまっすぐに立たないので、膣に力が入りません。

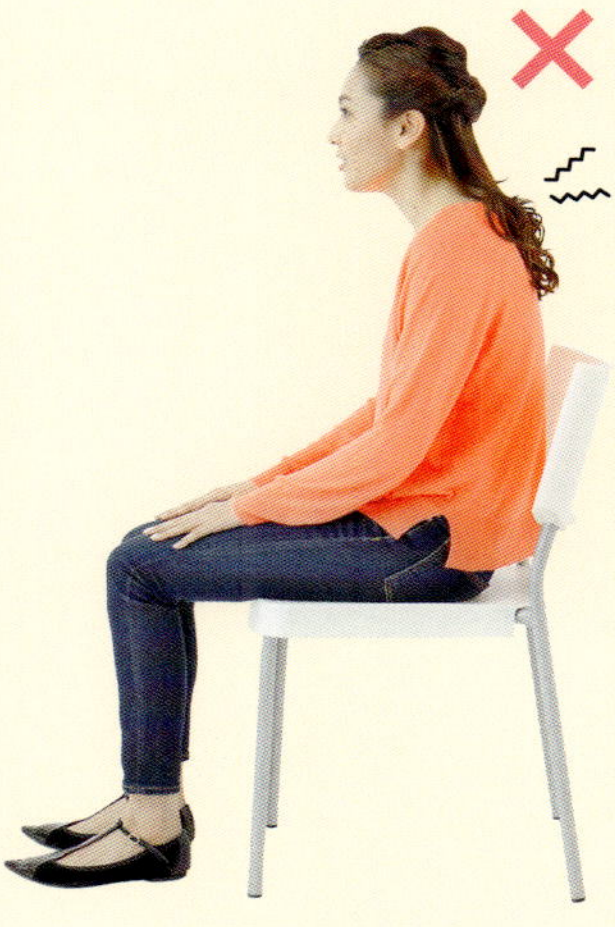

背中が丸まり、肩が前に巻き込み、あごが前に突き出た姿勢は不調を招く典型。膣もゆるんでおなかの力が抜けています。

忙し営業ワーママB子

毎日の歩き方をまるごと変える

仕事と育児の両立で忙しいワーママは
普段の動作をまるごと膣トレに。
膣ロックウォークで営業先まで移動すれば完璧！

1日のスケジュール

5:30	起床
6:00	子どものお弁当作り
8:00	**膣ロックウォーク**で子どもを保育園へ
9:00	出社
13:00	営業先へ　移動時は**膣ロックウォーク**
14:00	階段の上り下りも　膣をロックしながら
18:00	保育園へお迎え
19:00	夕食のしたく後、夕食
21:00	寝かしつけ
22:30	家事後入浴 **➡洗いものしながら膣トレ**（P76）
24:00	**膣リラックスストレッチ**（P92～）後、就寝

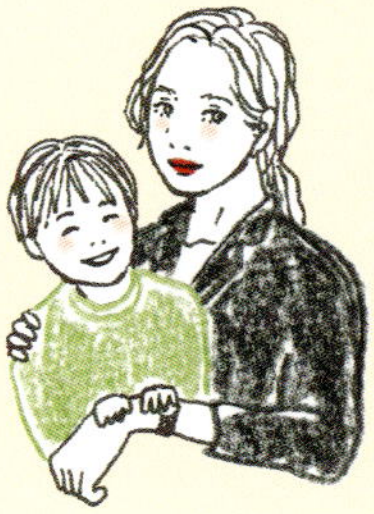

子どもを保育園に預けたら、その足で仕事場へ。自分に気をつかう時間がない、毎日忙しいワーキングマザー。

膣をロックする歩き方（膣ロックウォーク）

ただ歩くのではなく、カギをかけるように膣を閉じて引き上げ、頭頂部は天井に引っ張られているように歩く、膣ロックウォーク。少し大股で歩きましょう。

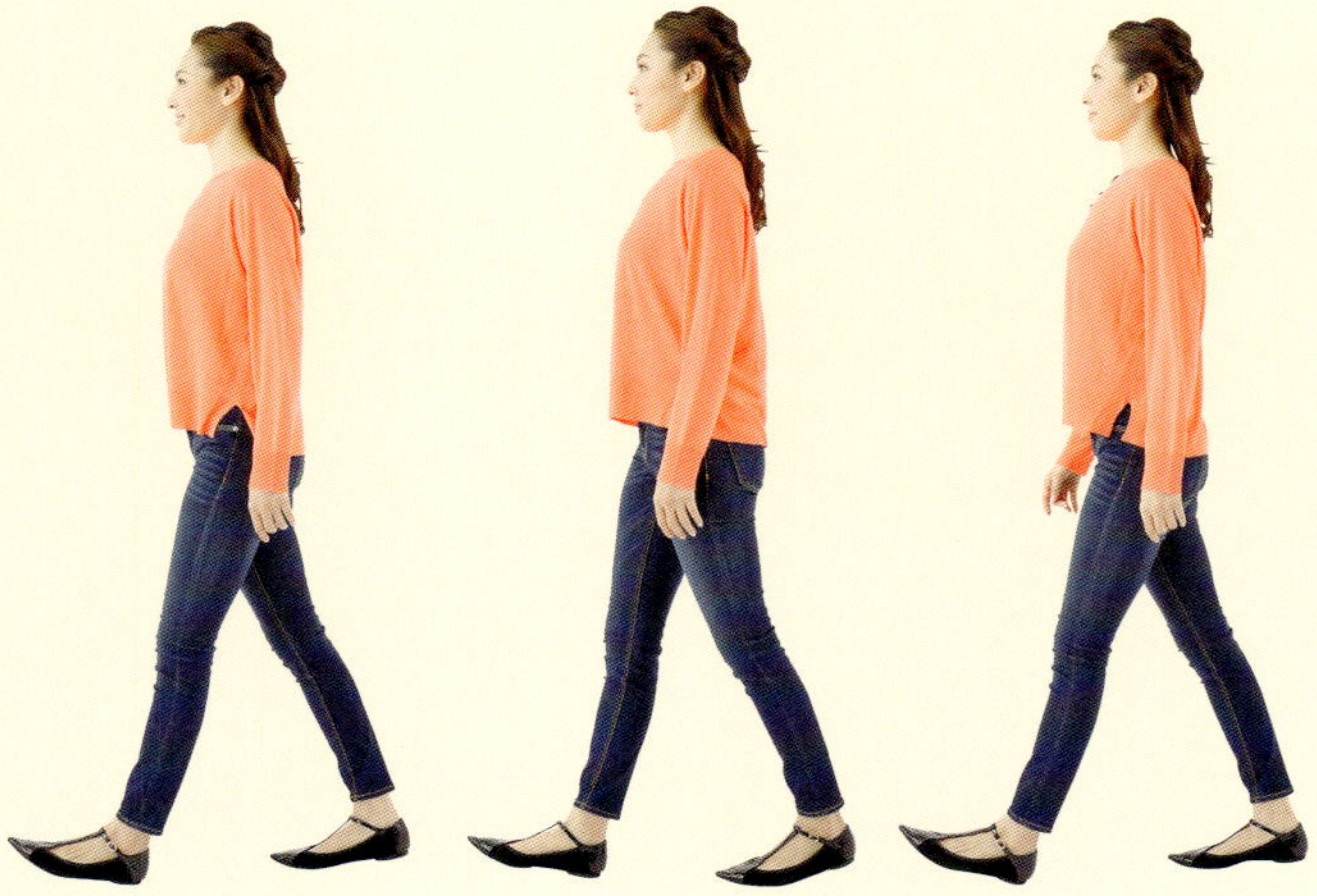

膣を引き上げたまま足を一歩ずつ前に出す

背すじを伸ばして立ち、膣を閉じてから引き上げます。その状態をキープしたまま、かかとからつま先へ体重を移動させながら、大きく一歩を踏み出して歩きましょう。

生活の基本は半径1km アラフィフ主婦C子

家事をしながら膣トレ立ち

家の中を立ったり座ったりこまめに体を動かす家事。立っている姿勢のときは膣トレ立ち、歩くときは膣ロックウォークで、ながら膣トレを取り入れて！

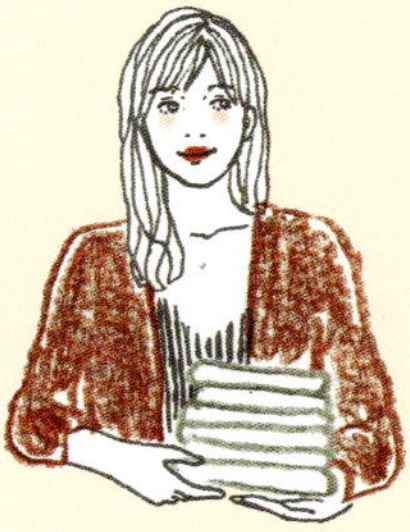

家にいることが好きなインドア派。出かけるのは近くのスーパーくらい。慢性的な運動不足を実感中。

1日のスケジュール

7:00	起床
8:00	朝食の準備をしながら **膣トレ立ち**
10:00	掃除、洗濯をしながら **膣トレ立ち**
12:00	ママ友とランチ **膣トレ座り**（P71）で
13:00	お料理教室へ
16:00	買い物は **膣ロックウォーク**（P72）で
19:00	夕食
20:00	テレビを観ながら **膣トレ座り**
21:00	入浴
22:00	**ベーシック膣トレ**（P45～）
23:00	**膣リラックスストレッチ** （P92～）をしながら就寝

膣トレ立ちをマスター

猫背や反り腰の姿勢では、膣まわりがゆるみ、おなかの筋肉にも力が入りません。
膣を引き上げる意識を持って立つと、正しい立ち姿勢に！

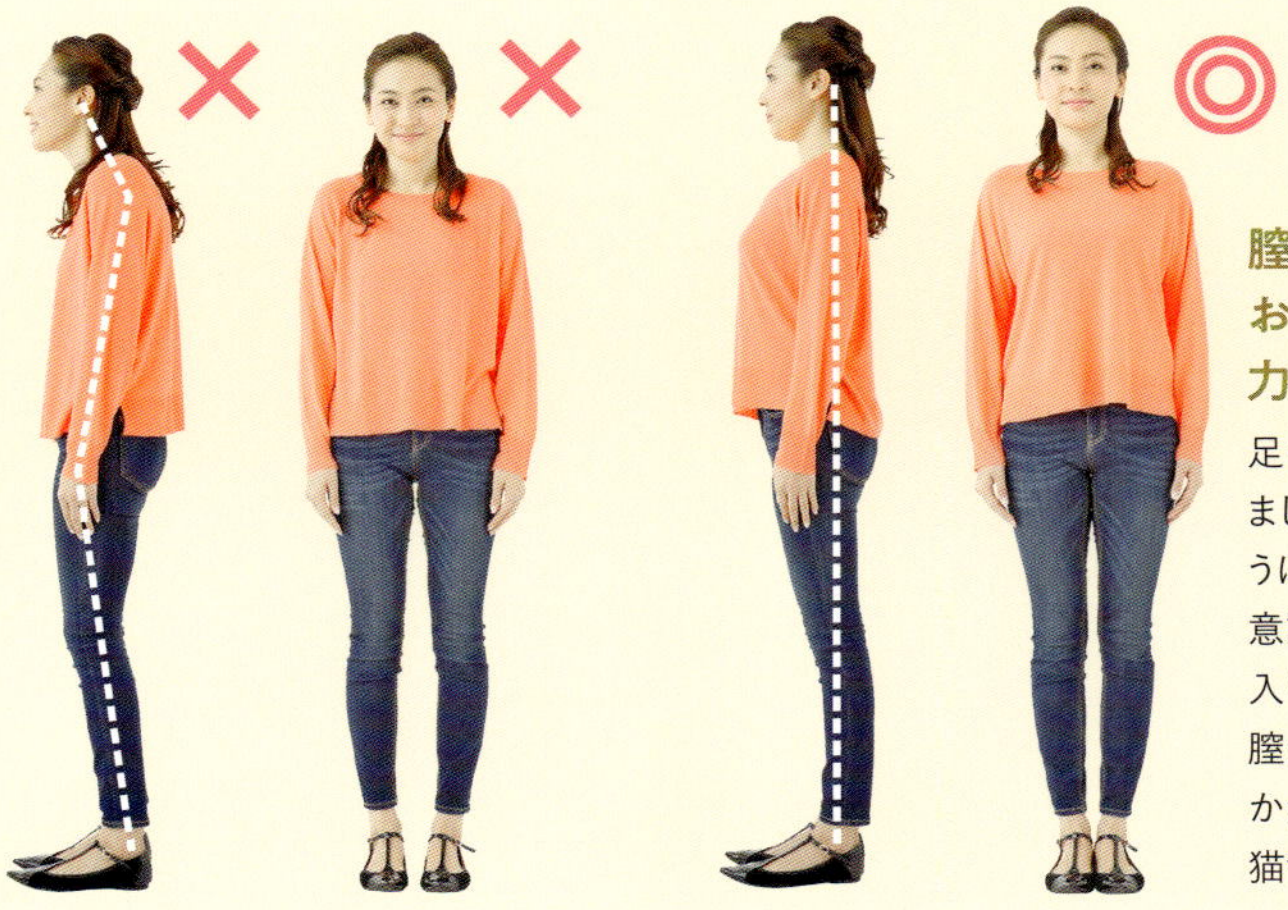

膣を引き上げておなかに力を入れて立つ

足をそろえてまっすぐ立ちましょう。膣を引き上げるように呼吸し、キープするよう意識すると、おなかに力が入り、胸が開きます。一方、膣がゆるんでいると、おなかがたるみ、肩が前に出た猫背姿勢に。

日常生活はトレーニングのチャンス

シーン別 ながら膣トレ

膣を意識をするだけで、
どこでも膣トレが始められます。
紹介するポーズのほかに、
こっそりイヤホンで音声ガイドを聞きながら
「膣呼吸」を行うのも効果的です！

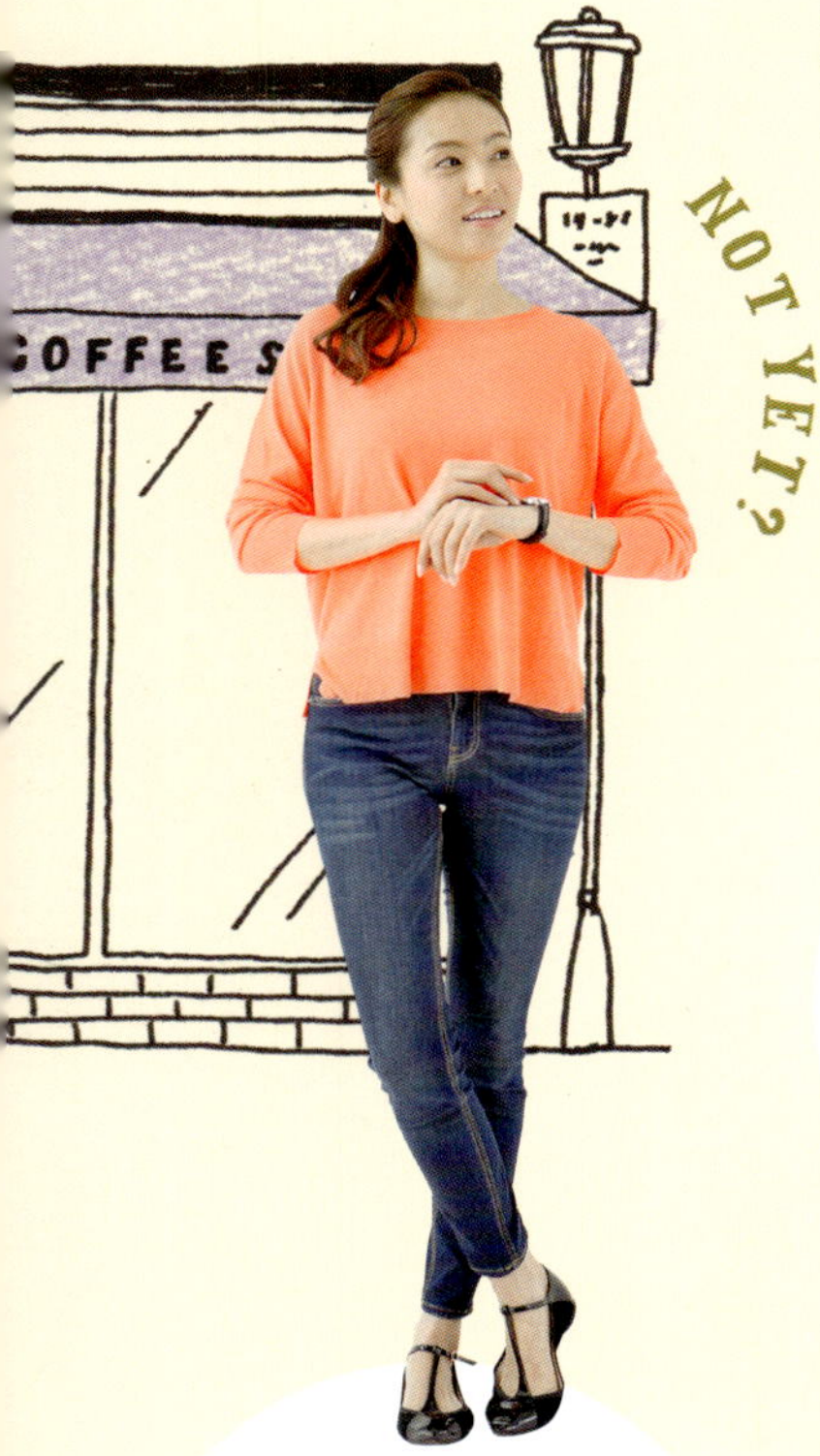

パソコンを打ちながら

オフィスでは、パソコンを打ちながらはもちろん、座っているときは、いつでもP71の膣トレ座り。膣を引き上げるように座ると姿勢もよくなって一石二鳥。

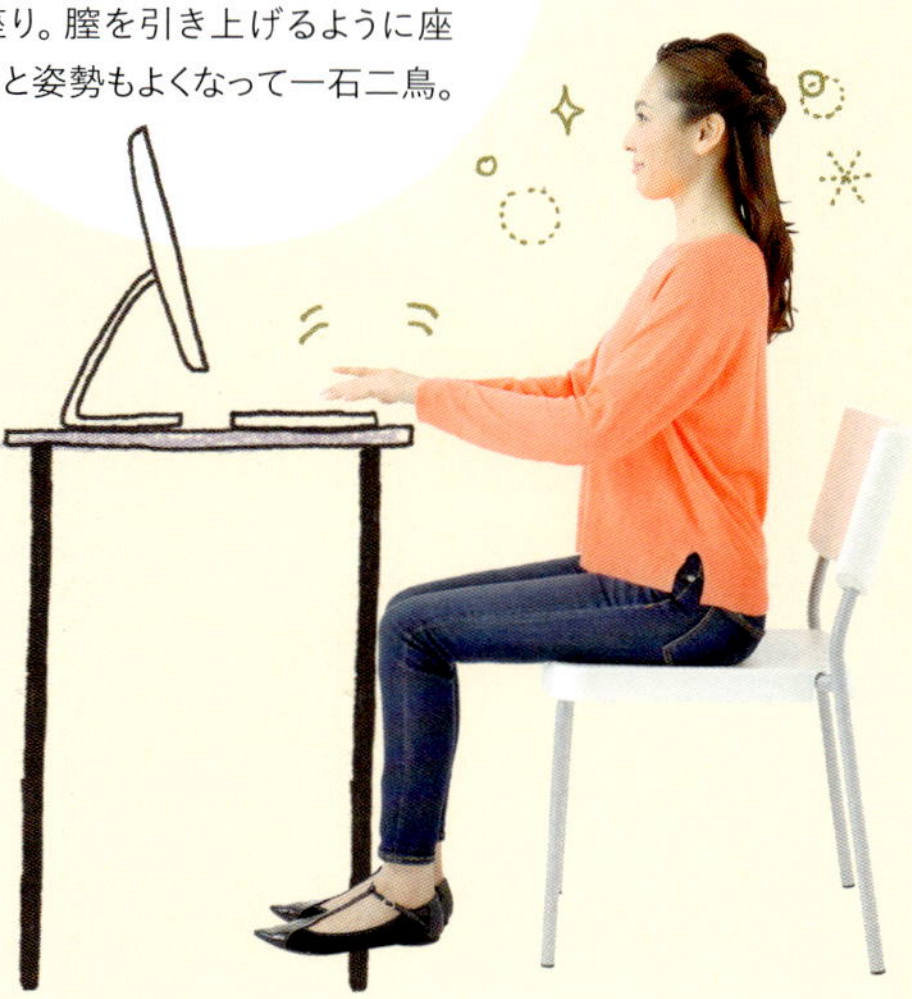

待ち合わせのときは

待ち合わせ相手がまだ来ないなら、P84の片脚バランス立ちでキープ。パンツスタイルなら、できるだけひざを外に開いてバランスをとりましょう。

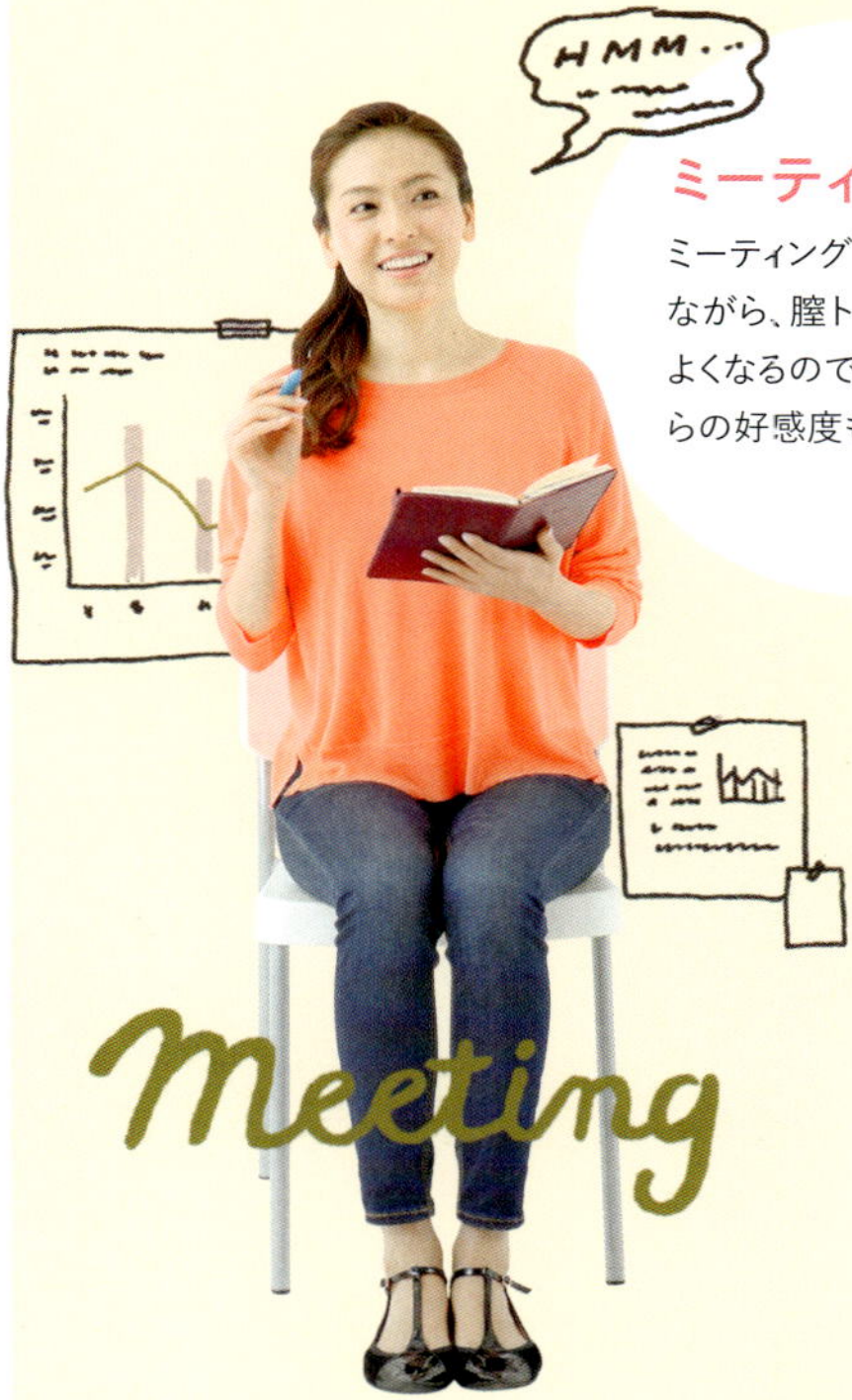

ミーティング中も

ミーティング中にメモをとりながら、膣トレ座り。姿勢もよくなるので、まわりの人からの好感度もアップ。

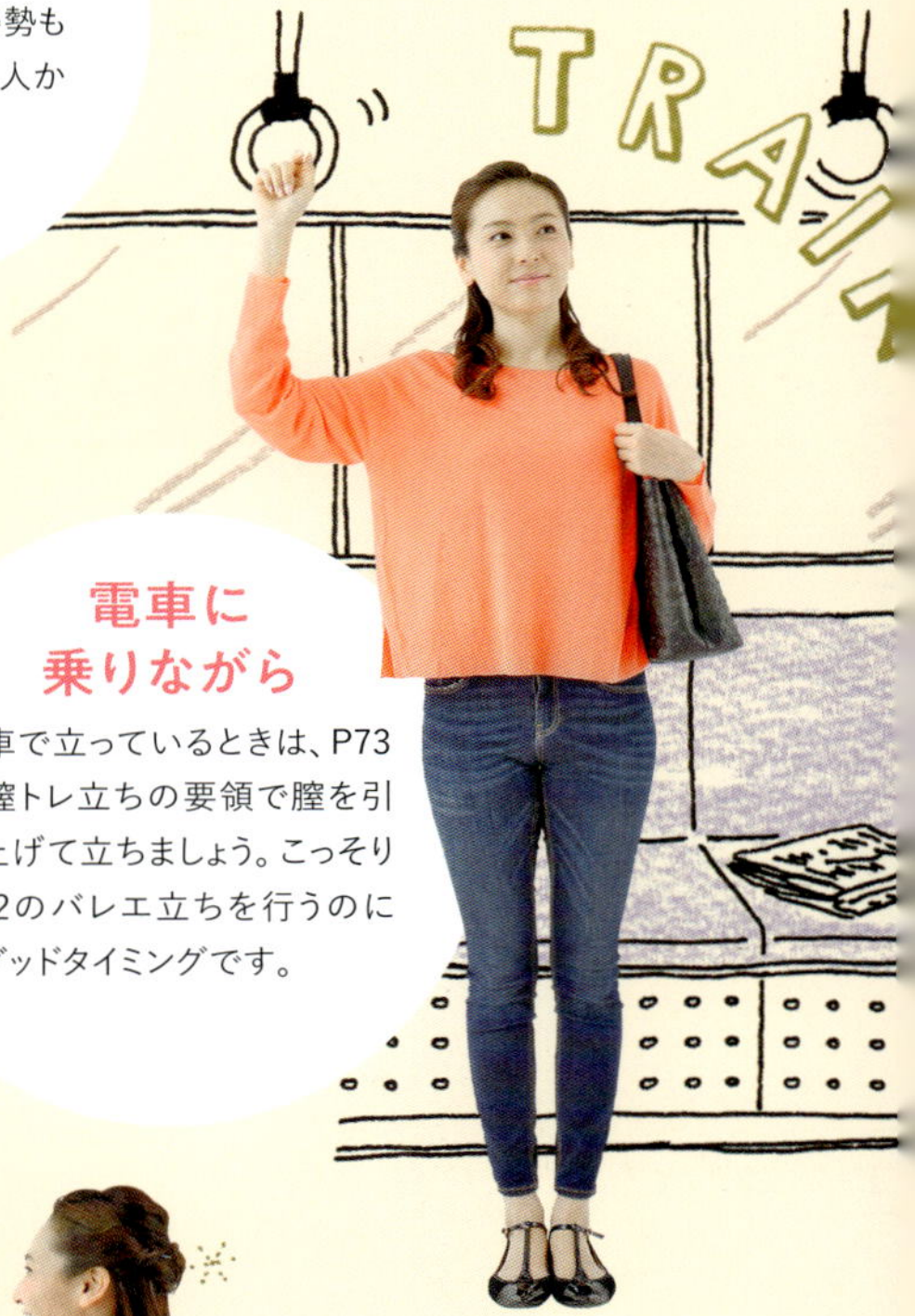

電車に乗りながら

電車で立っているときは、P73の膣トレ立ちの要領で膣を引き上げて立ちましょう。こっそりP82のバレエ立ちを行うのにもグッドタイミングです。

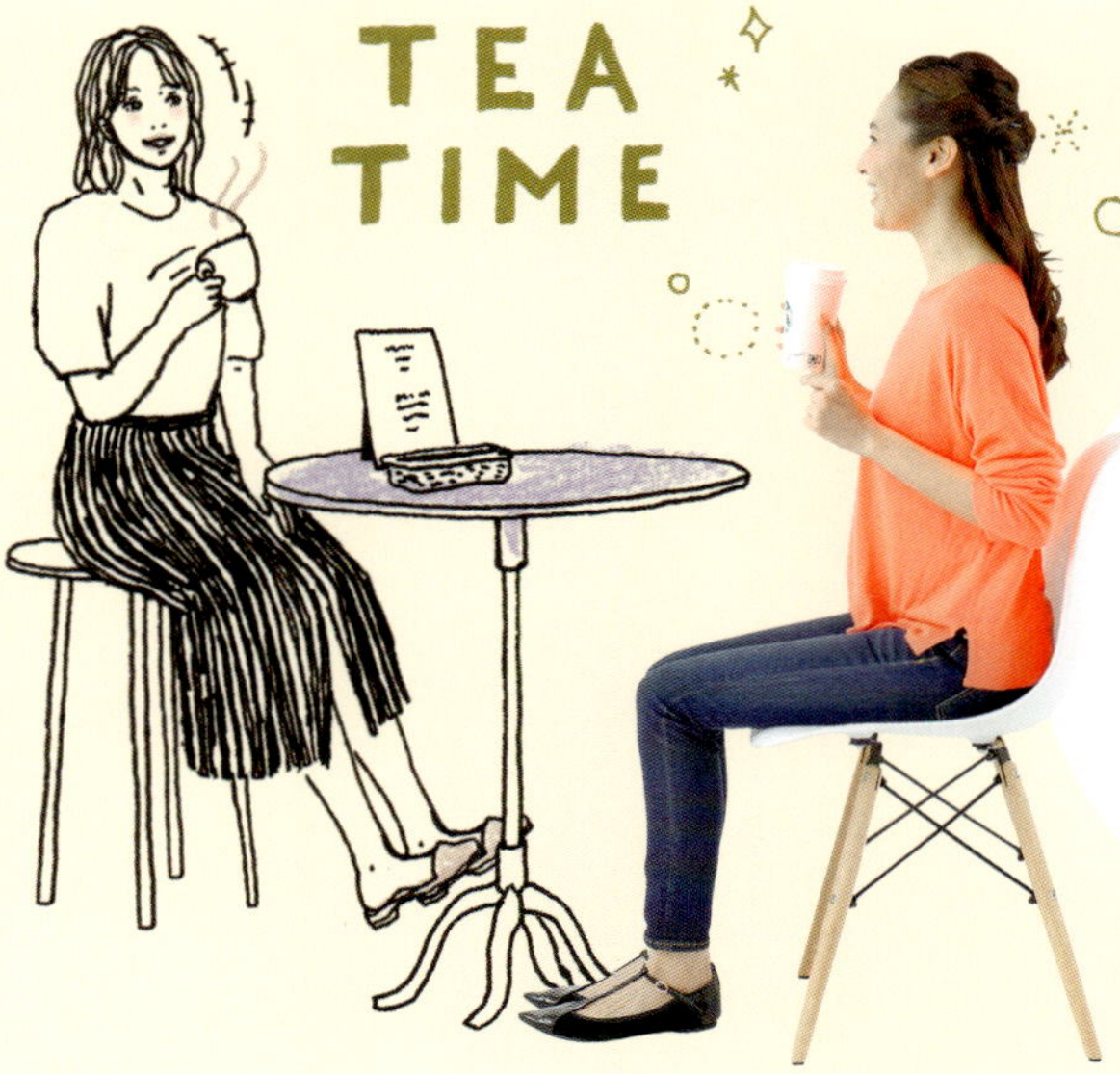

カフェでコーヒータイムに

カフェで友だちとおしゃべりタイムも、膣への意識を忘れずに。座面を膣で引き上げるように座れば、友だちも驚くほどの姿勢美人に！

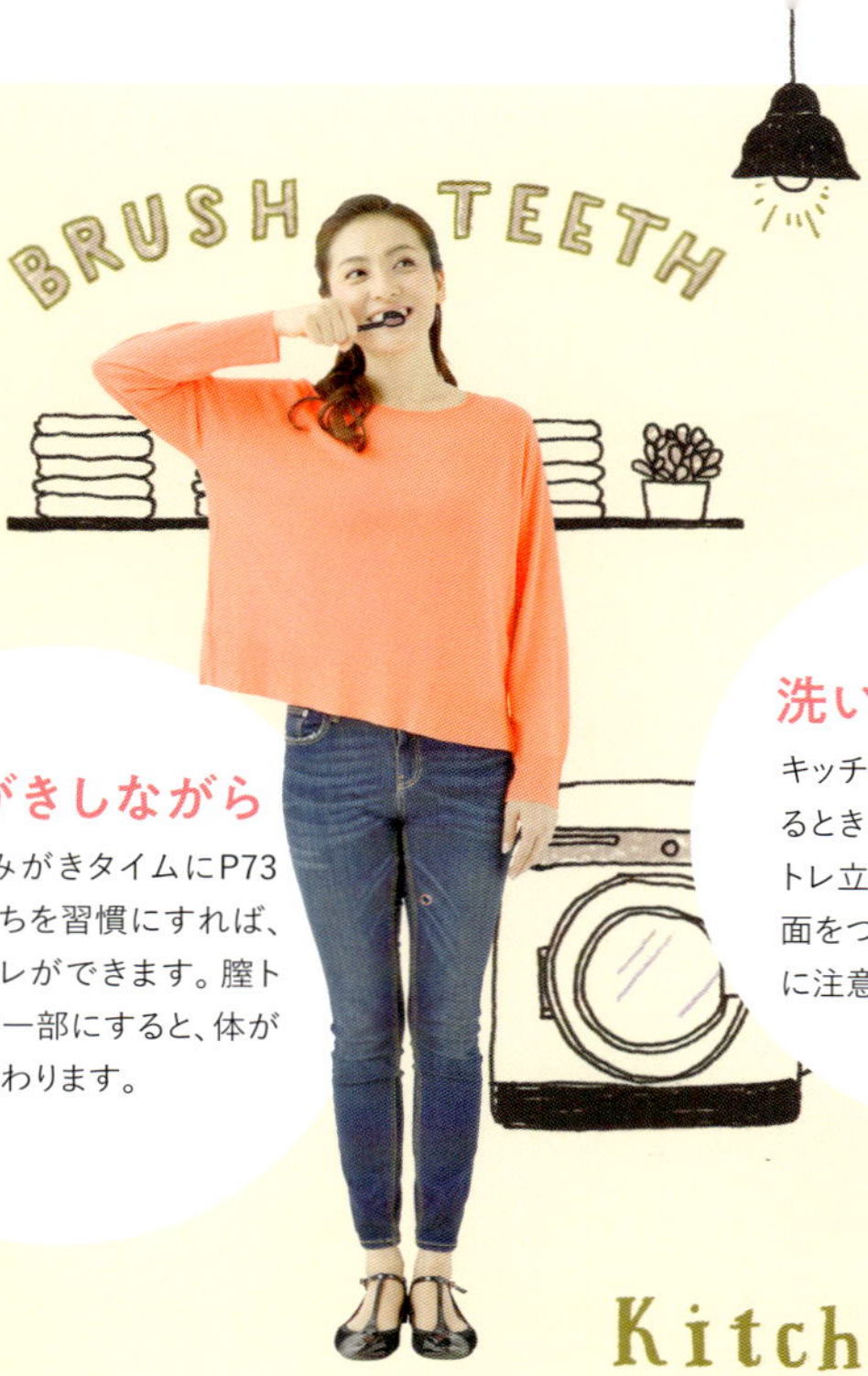

歯みがきしながら

毎日の歯みがきタイムにP73の膣トレ立ちを習慣にすれば、365日膣トレができます。膣トレを生活の一部にすると、体がどんどん変わります。

キッチンで洗いものをしながら

キッチンで立ったまま家事をするときには、膣を引き上げて膣トレ立ちを。キッチンに体の前面をつけて寄りかからないように注意して。

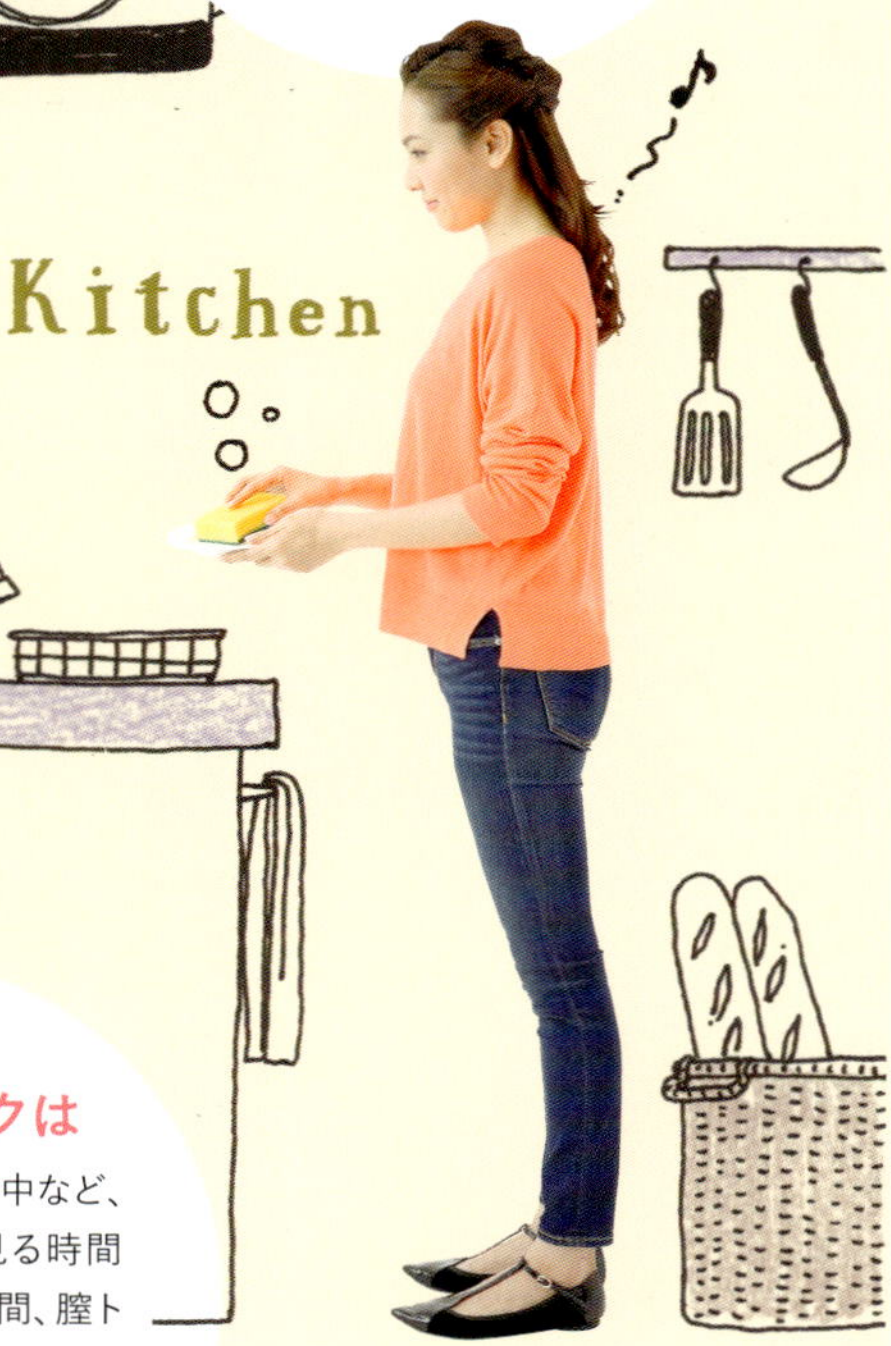

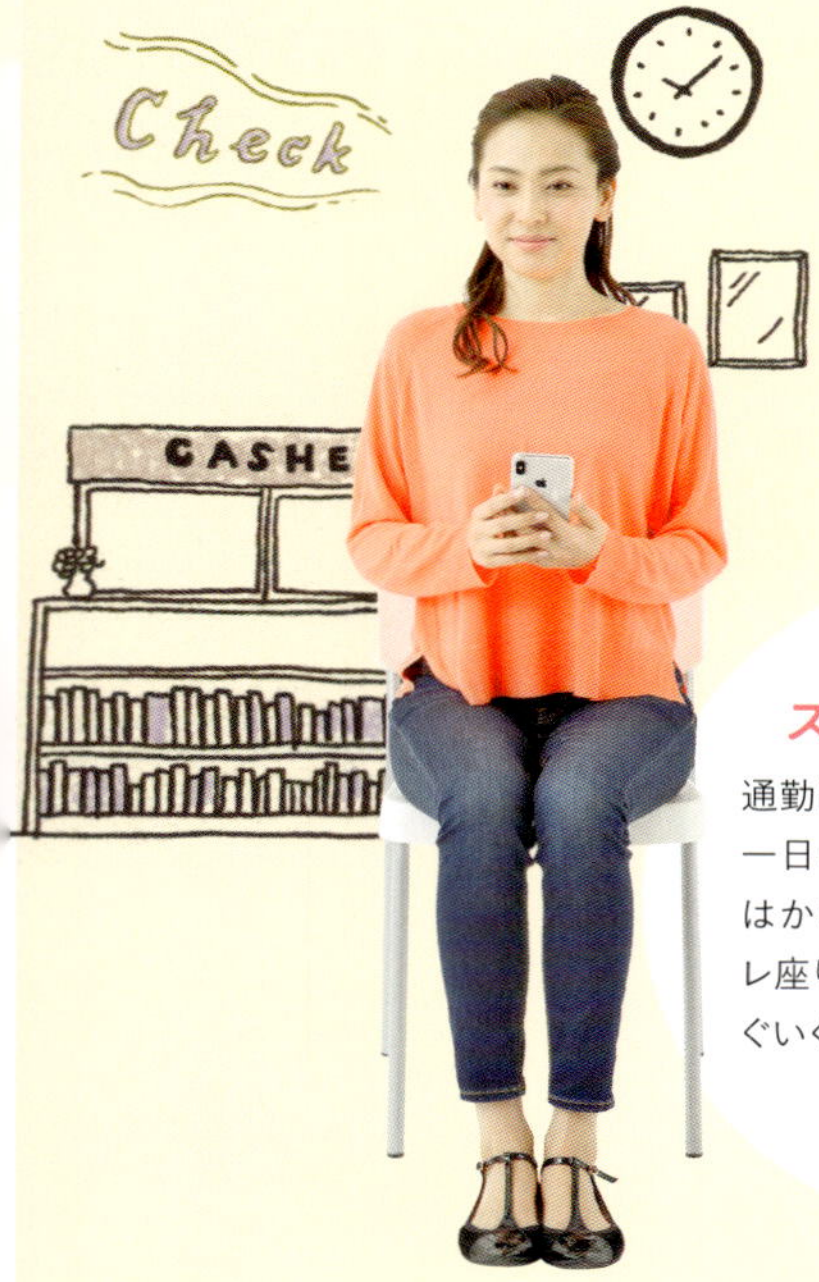

スマホチェックは

通勤時間、食事の休憩中など、一日のうちスマホを見る時間はかなりのもの。その間、膣トレ座りをしていれば、おなかがぐいぐい凹んできます。

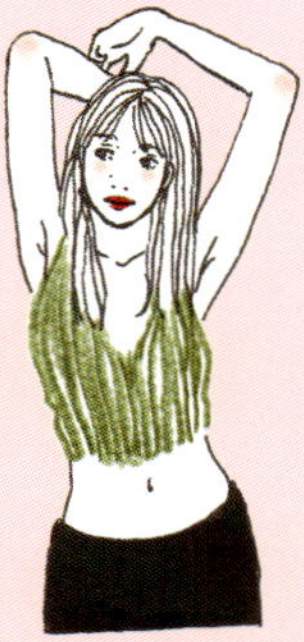

PART
3

すき間時間に1分

立ったままでできる!

1ポーズ
とるだけ膣トレ

寝転がって行う膣トレ以外でも
骨盤底筋群を刺激できる膣トレをご紹介。
立って、座って1ポーズとるだけ。
すき間時間を活用して、さっそくスタート。

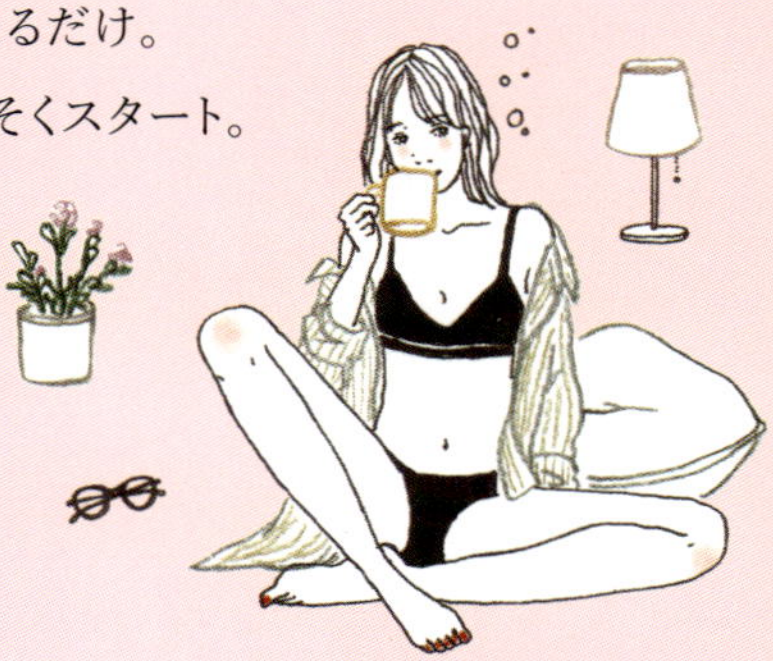

1ポーズとるだけ膣トレ❶

膣をぐいっと引き上げる ちょい内また立ち

足裏を下へ下へと押し、反対に膣からおなかは上へ引き上げると土踏まずが引き上がり、基本姿勢が完成。さっそく膣を意識したポーズにトライ！

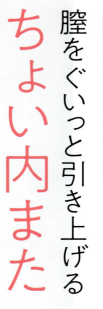

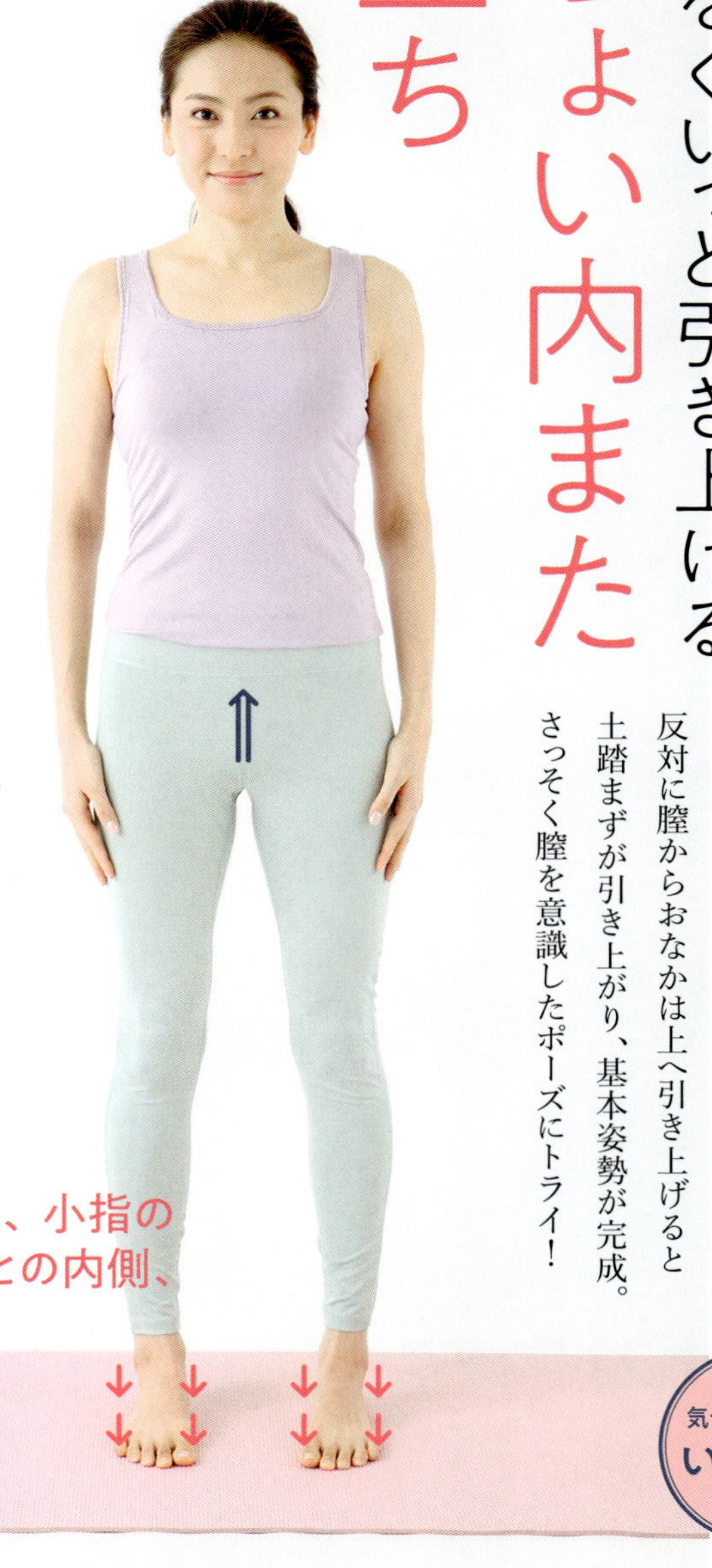

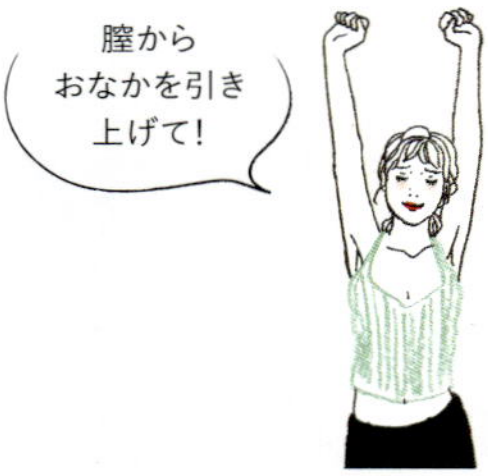
膣から
おなかを引き
上げて！

気づいたときは
いつでも

How to exercise

1

足を腰幅に開いて立つ

2

親指のつけ根、小指のつけ根、かかとの内側、外側の4点を均等に踏む

Check Point ちょい内また立ちチェックポイント

Point 1

左右の足の人さし指と中指の間とかかとを結んだ線が平行になるように立つ

足の人さし指と中指の間とかかとの中心を結んだ線が左右平行になるように、足の向きをそろえましょう。

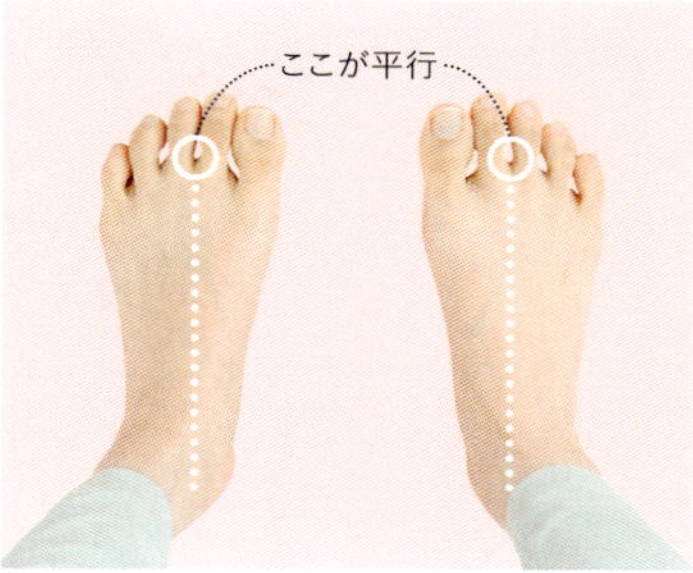

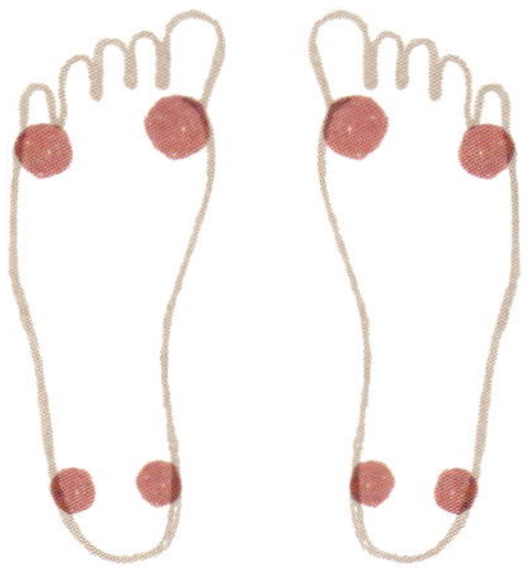

Point 2

親指のつけ根、小指のつけ根、かかとの内側と外側の4点をしっかり床に押しつける

親指のつけ根と小指のつけ根、かかとの内側と外側の4点を下へ下へとしっかり踏んで立ちます。すると自然に土踏まずが上に引き上がるはず。

Point 3

正しく立つと内またで立っているように感じる

正しく立つと、大半の人がいつもより少し内またで立っているように感じるでしょう。頭頂部は天井に向かって引き上がるイメージで行います。1分キープから始めて。

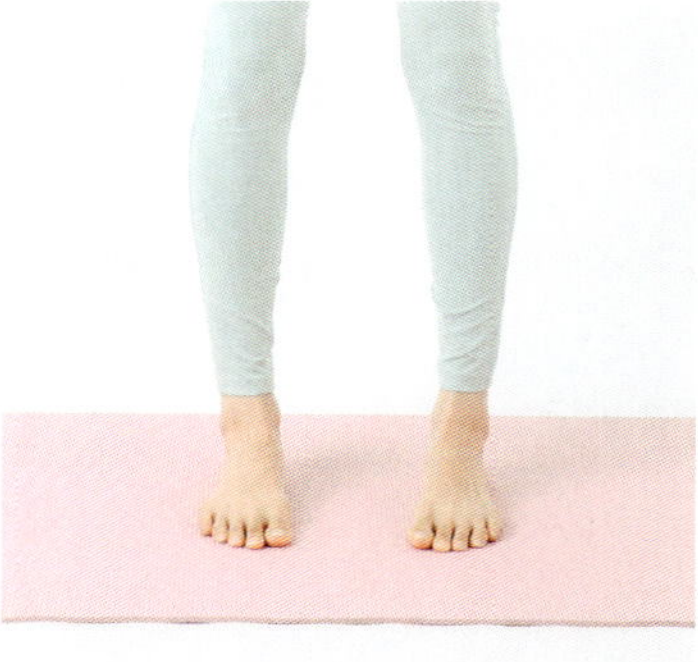

1ポーズとるだけ膣トレ②

内もものたるみがとれる 内また閉めポーズ

膣エレベーター（P53）をしながら太ももをギュッと寄せるポーズです。太ももの内側の筋肉が使われて、美脚に。ヒールを履いても行えます。

30秒×2セット

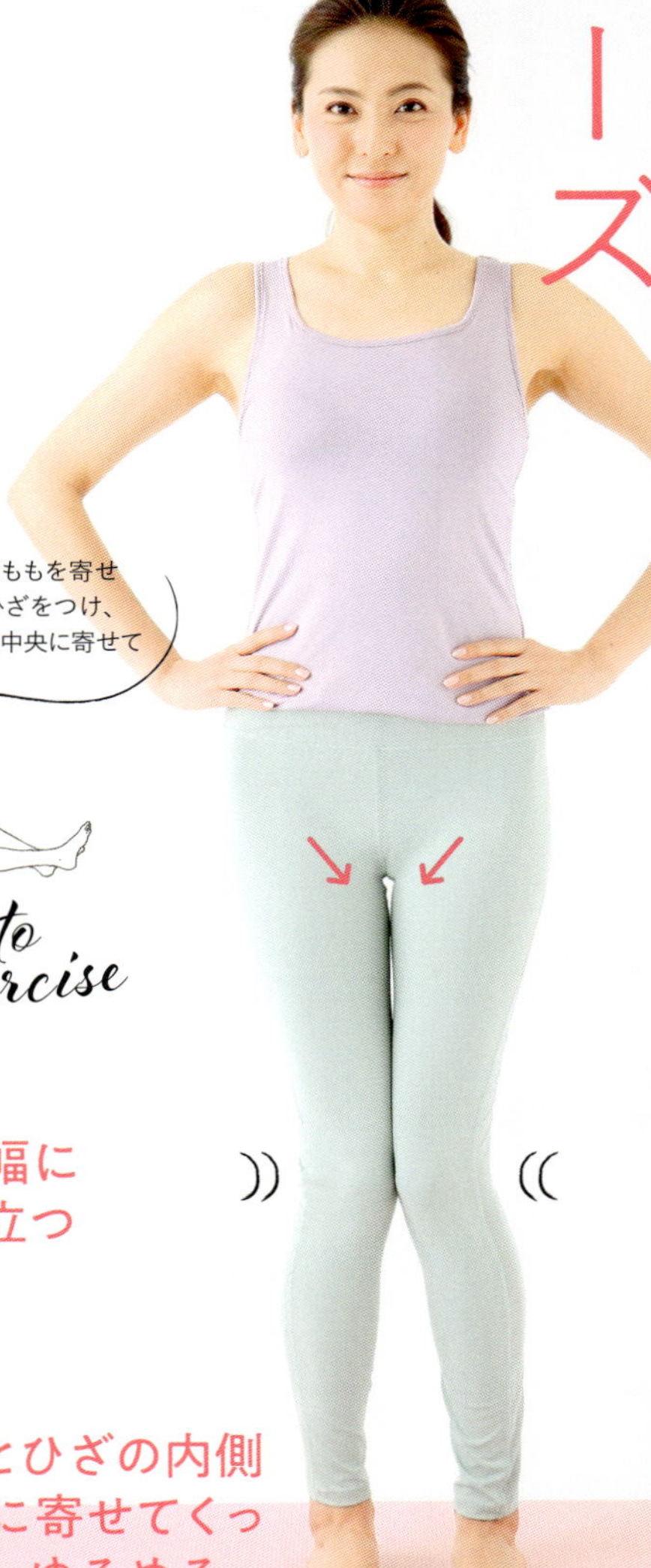

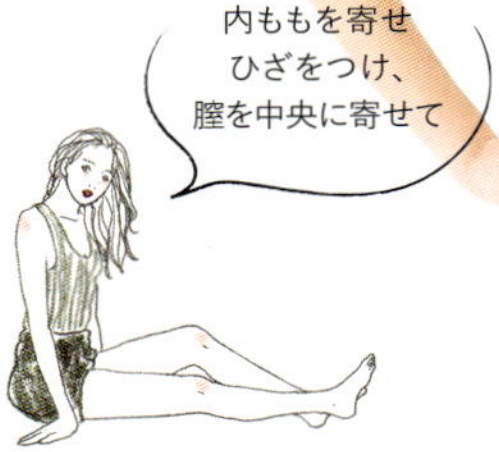
内ももを寄せ
ひざをつけ、
膣を中央に寄せて

How to exercise

1

足を腰幅に開いて立つ

2

内ももとひざの内側を中央に寄せてくっつける、ゆるめる、をくり返す。

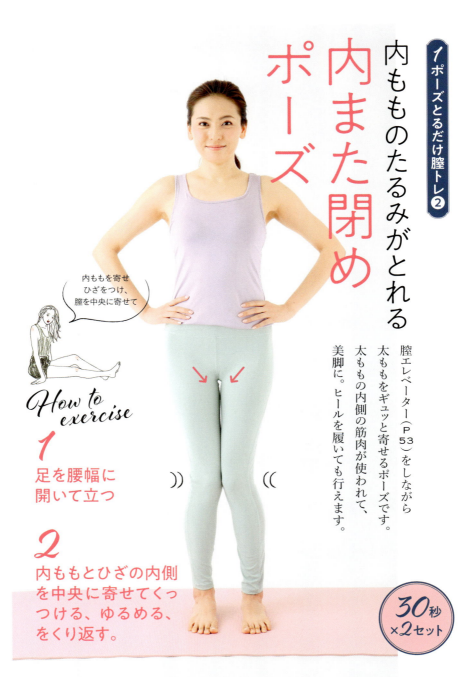

Check Point　内また閉めポーズチェックポイント

Point 1
太ももをつけても上半身の角度や足の位置は変えない

上半身が前や後ろに倒れないように、まっすぐな姿勢をキープするように意識して。その姿勢をキープして、内ももと膣を中央に寄せることに意識を集中します。

内また閉めポーズ中　　ふつうに立っている

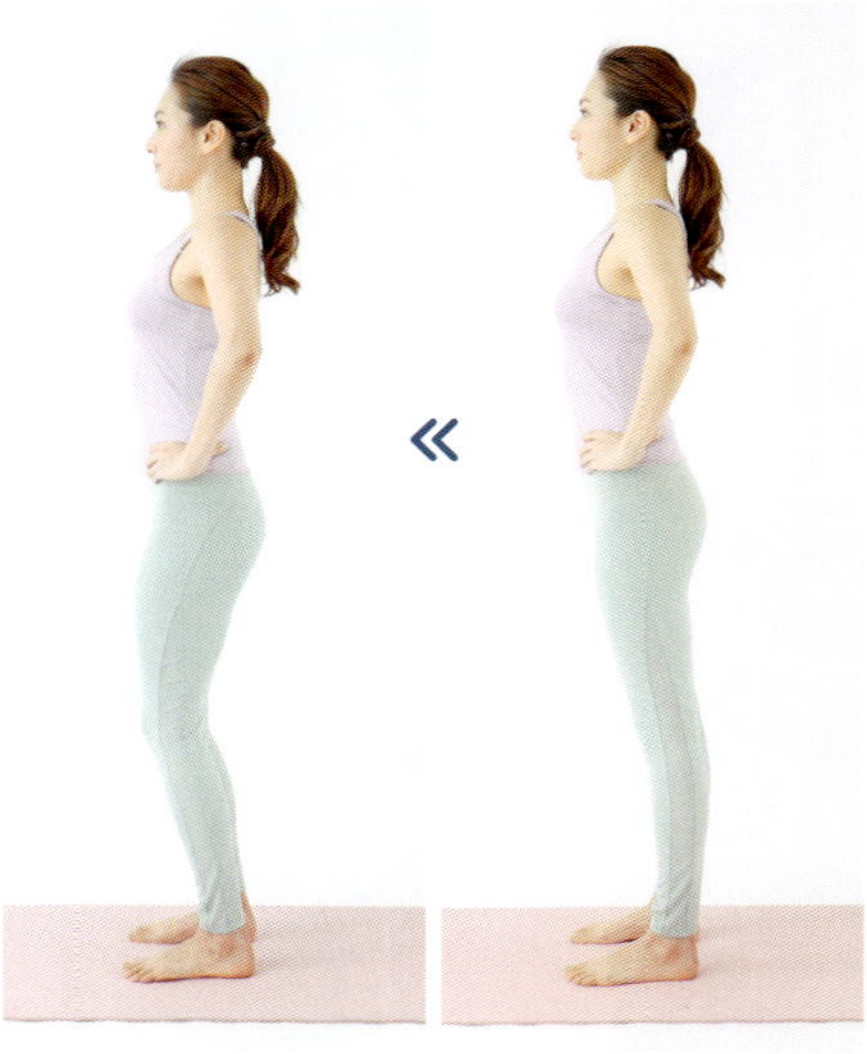

Point 2
お尻を突き出すと膣には効かない

お尻を後ろに引いてしまっては、太ももやおなかに効きません。基本姿勢のまま、カーテンを閉めるように膣と内ももを中央に寄せましょう。

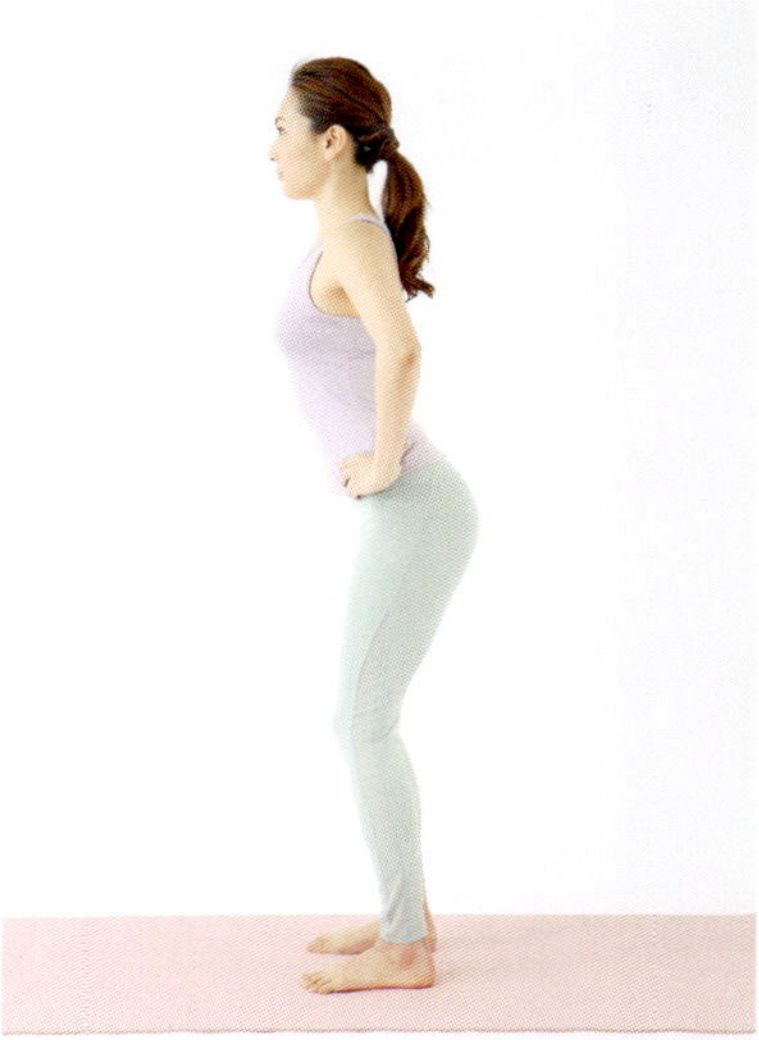

1ポーズとるだけ膣トレ③

まっすぐスリム脚に バレエ立ち

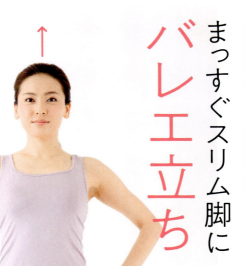

バレリーナのように股関節から脚を外旋させて、内またをピタッとつけたポーズで、膣を引き上げながらお尻や脚の筋肉を刺激。ヒールで行ってもＯＫ。

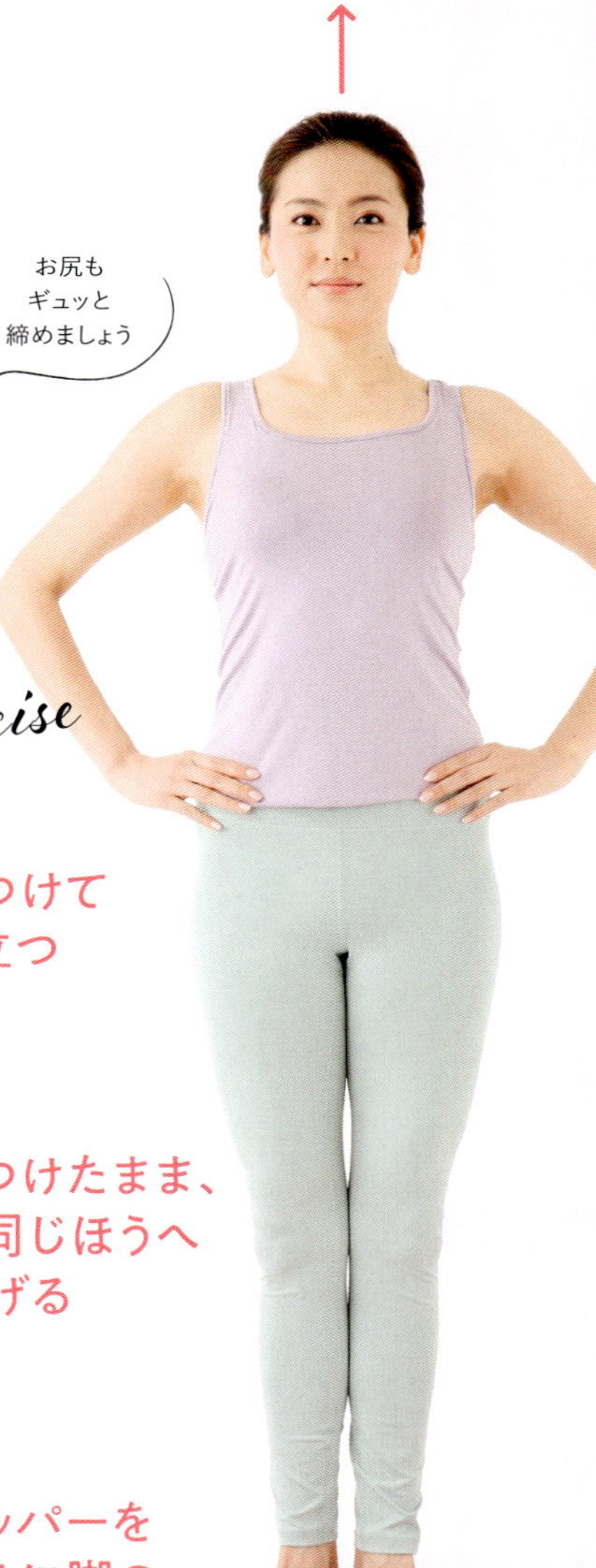

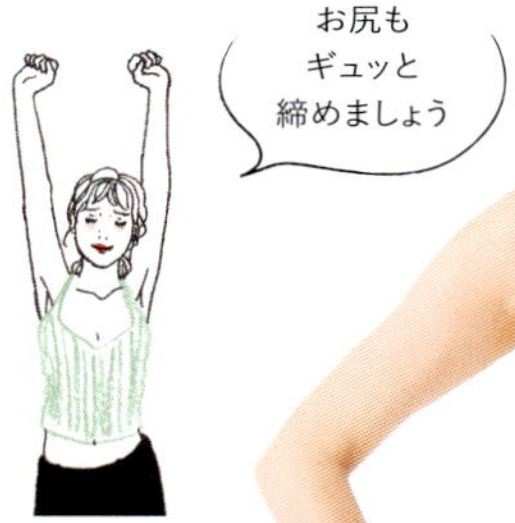
お尻も
ギュッと
締めましょう

How to exercise

1
かかとをつけて
まっすぐ立つ

2
かかとをつけたまま、
つま先と同じほうへ
ひざを曲げる

3
下からジッパーを
閉めるように脚の
内側をピタッと
つけて立つ

気づいたときは
いつでも

Check Point　バレエ立ちチェックポイント

Point 1
ひざとつま先は同じほうに向けて開く

かかとをつけて90〜120度くらいにつま先を開いたら、ひざ頭をつま先と同じ方向に向けて曲げます。太ももの筋肉が弱いとひざが内側に入りやすいので注意。

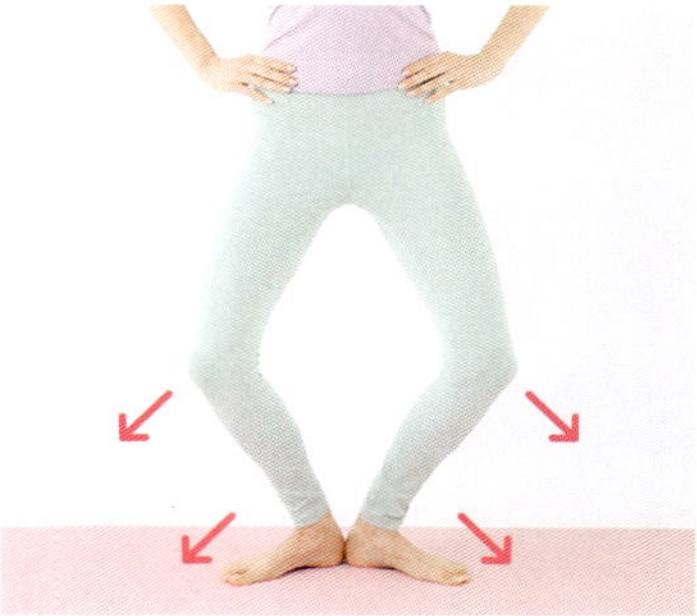

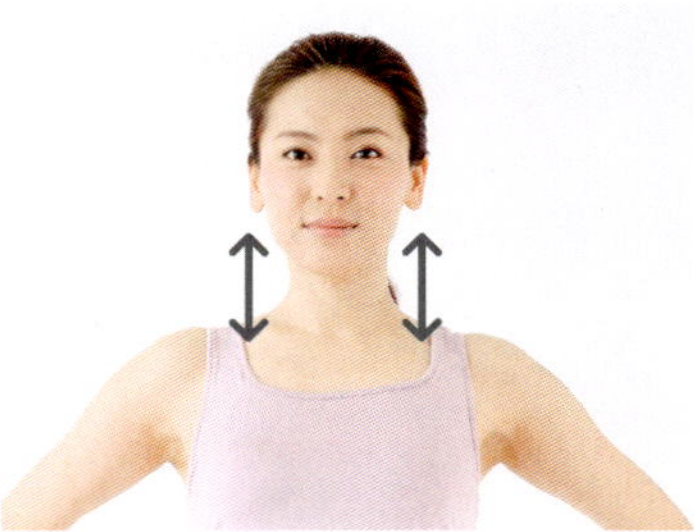

Point 2
耳と肩の間にできるだけスペースをあける

脚とお尻に力を入れると、肩にも力が入りがち。首と肩の間はできるだけスペースをあけてリラックス。また、鎖骨は左右に開くイメージを持ちましょう。

Point 3
上半身はまっすぐ下ろす

バランスをとろうとして、お尻が突き出たり、首が前に出てしまうことも。姿勢をキープしたままひざをゆっくりとつま先のほうに曲げ、上半身はまっすぐ下に下ろすイメージで行います。

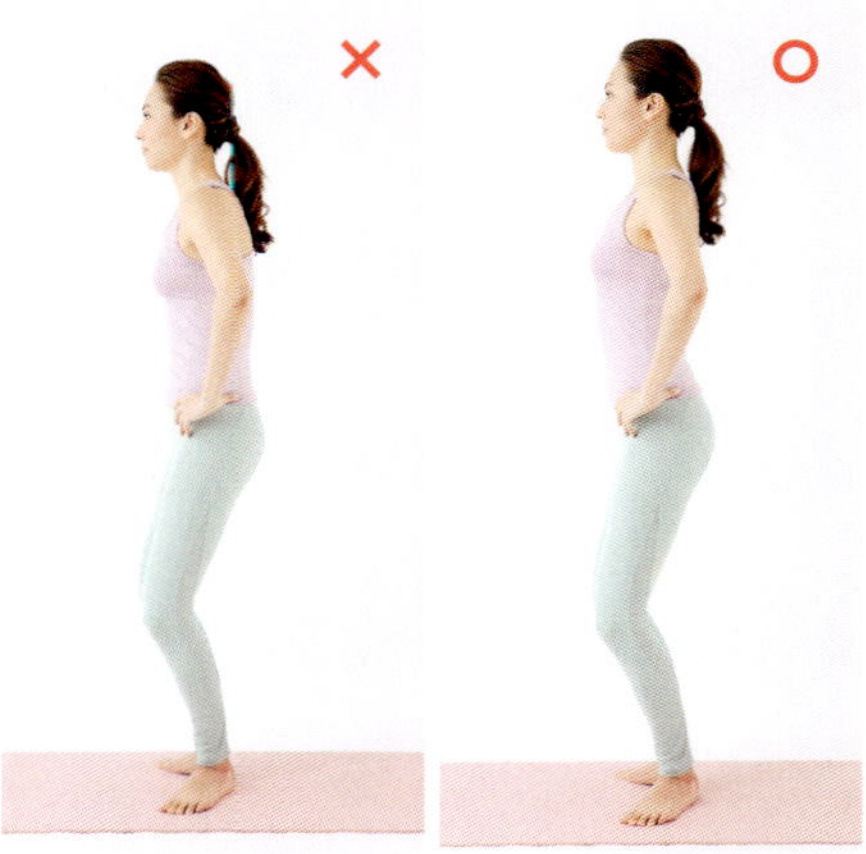

1ポーズとるだけ膣トレ④

骨盤のゆがみを整える 片脚バランス立ち

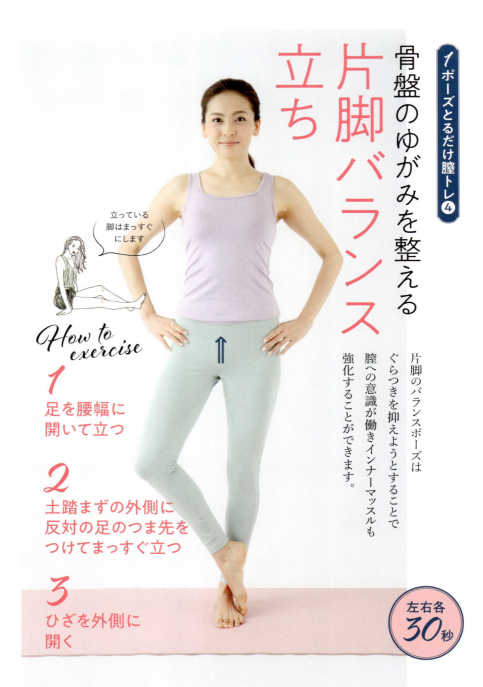

片脚のバランスポーズは
ぐらつきを抑えようとすることで
膣への意識が働きインナーマッスルも
強化することができます。

左右各30秒

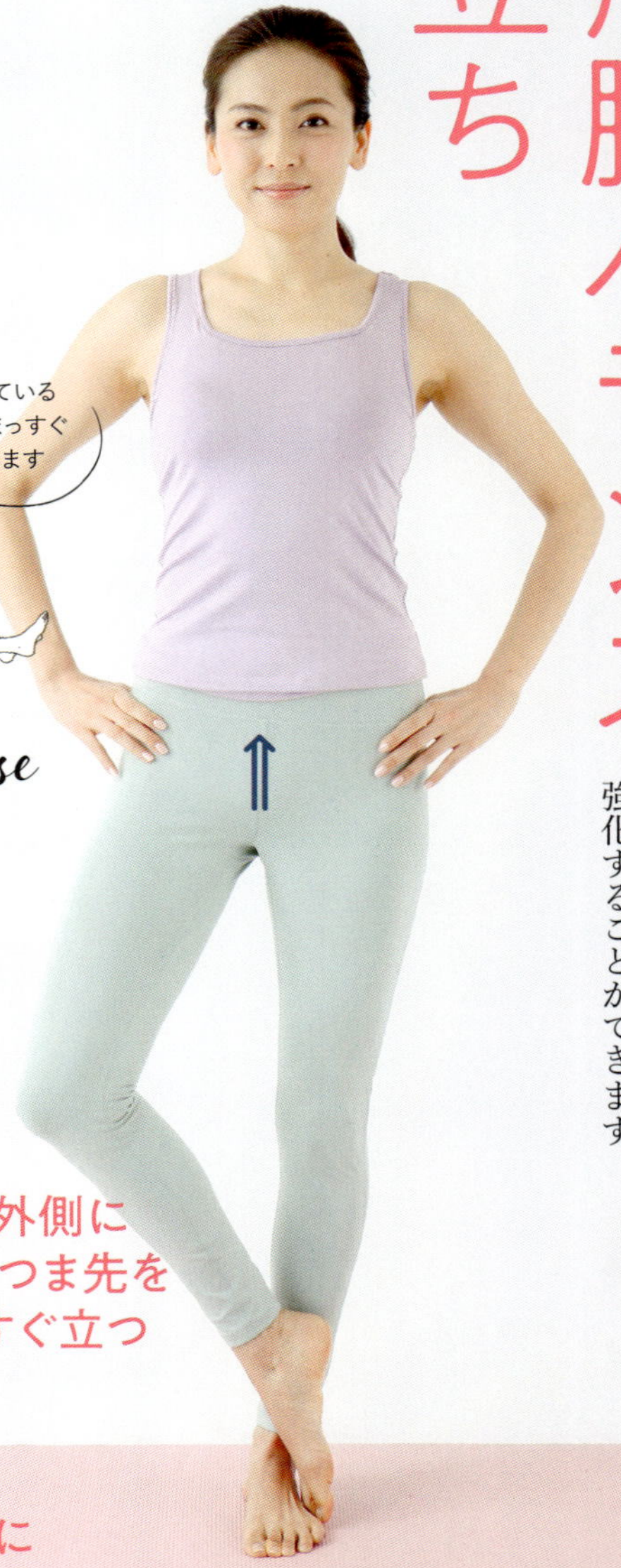

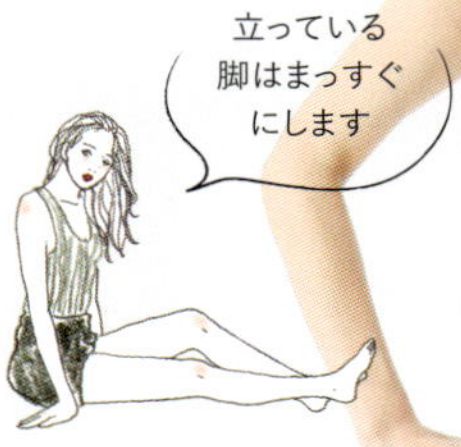
立っている
脚はまっすぐ
にします

How to exercise

1
足を腰幅に
開いて立つ

2
土踏まずの外側に
反対の足のつま先を
つけてまっすぐ立つ

3
ひざを外側に
開く

Check Point 片脚バランス立ちチェックポイント

Point 1

膣を引き上げて
片足でバランスをとる

膣呼吸をして、下ろしている脚はしっかりと床を踏みしめてまっすぐをキープ。反対の足を交差させ、立っている脚の土踏まずの外側につま先を添えて。

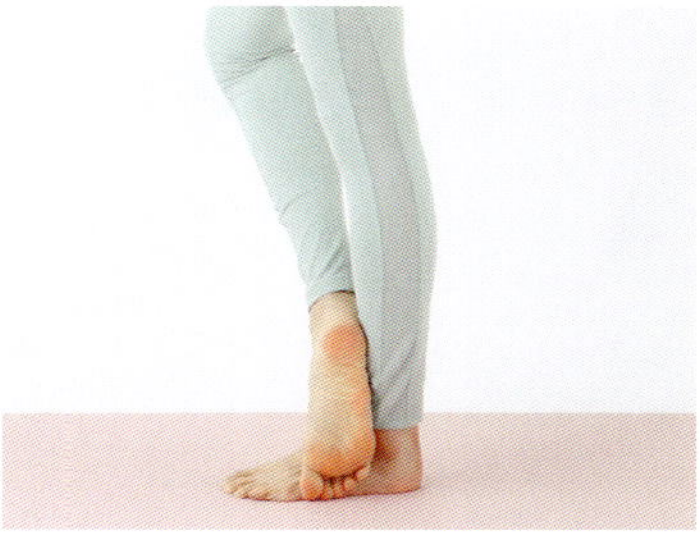

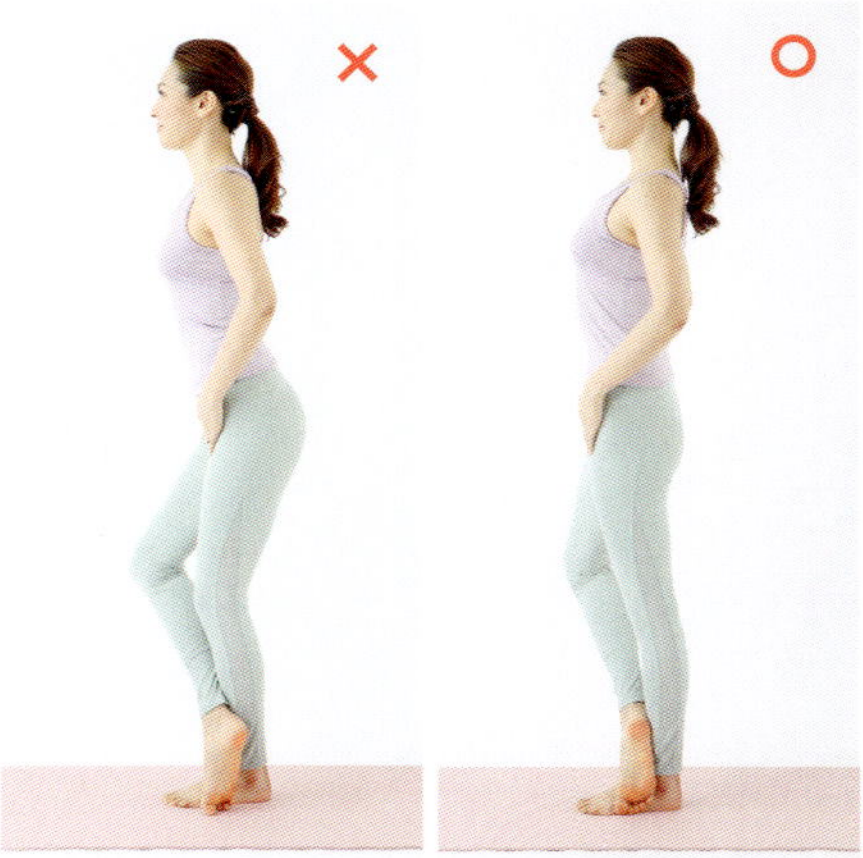

Point 2

脚をまっすぐキープして
そのままひざを外側に開く

片足でバランスをとりながら、膣からおなかを引き上げて、曲げた側の太ももをひざごと外側に押し出すように開きます。そのとき、お尻が後ろに引けてしまうと、膣に力が入らないので注意。

Point 3

簡単にバランスがとれたら
床から少し足を離す

太ももを外側に開いてもぐらぐらせずに、簡単にバランスがとれる人は、交差した足のつま先を床から少し浮かせてキープ。より骨盤まわりの筋肉を刺激できます。

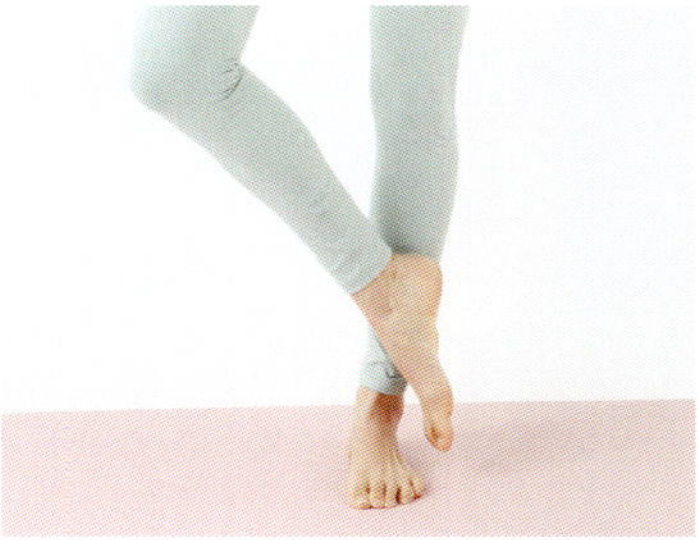

1ポーズとるだけ膣トレ⑤

太ももの張りをスッキリと 前もも伸ばし

片足で立ちながら手を上げて伸びる力で、膣の引き上げが意識できます。おなか、太もも、お尻の筋肉を総動員して太ももからおなかまでの引き締めにも！

左右各30秒

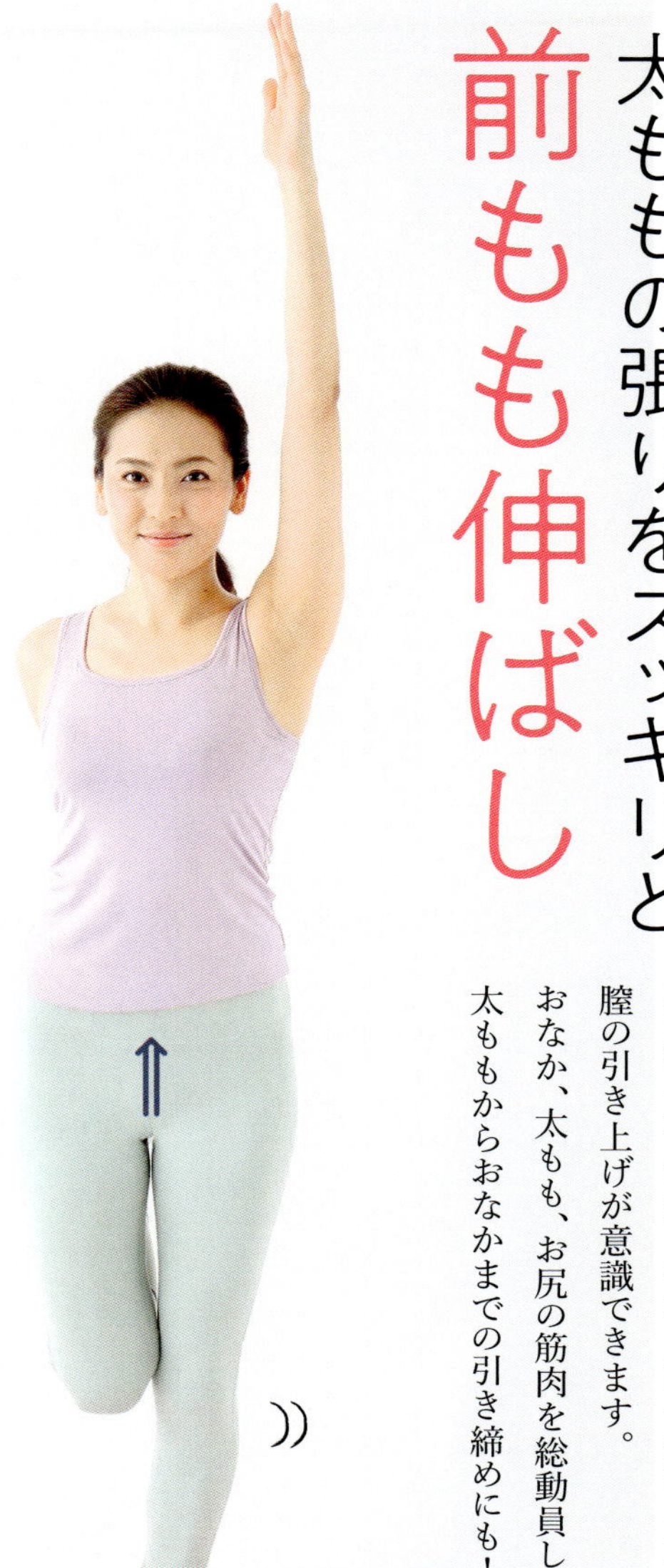

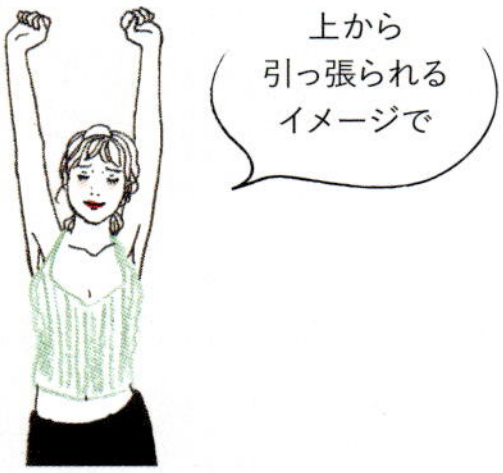
上から
引っ張られる
イメージで

How to exercise

1 右手で右足の甲を持ち、片脚で立つ

2 右脚を後ろに引きながら、左腕を上げる

Check Point　**前もも伸ばしチェックポイント**

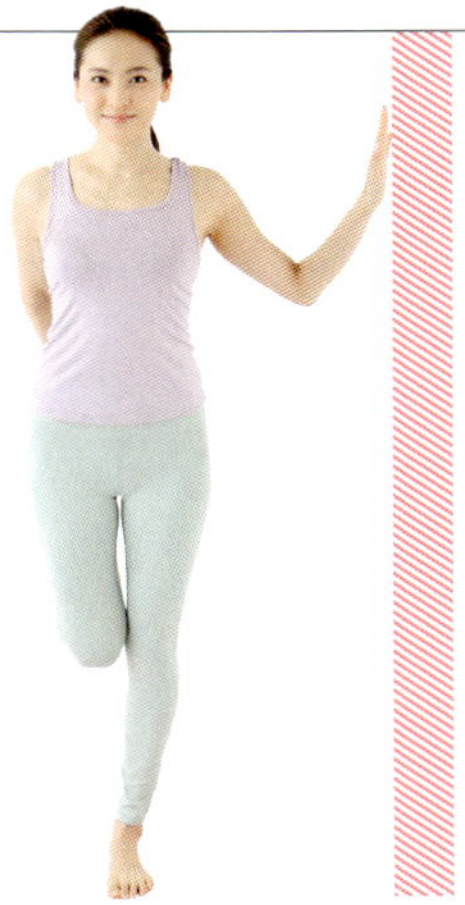

Point 1
ぐらぐらする人は腕を上げずに壁に手をつく

バランスをとるポーズは膣まわりはもちろん、脚、おなか、お尻などたくさんの筋肉を使います。筋肉が弱いと、はじめはぐらぐらするので、壁やイスの背に手を置いて、まずは片脚で立つ練習から始めましょう。

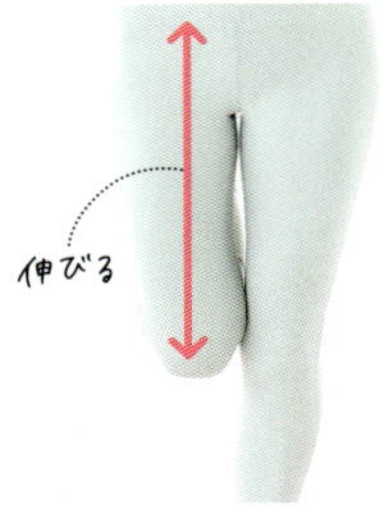

Point 2
股関節から太ももの前側が伸びたところでキープ

右手で右足の甲をつかんだら、右ひざが左ひざの横に来るくらいを目指して、右脚を後ろに引きます。股関節から太ももの前側が伸びたところで、腕を上げてキープ。

Point 3
無理に引っ張ろうとして腰を落とさない

脚を無理に引っ張って背中を丸めたり、ひざを曲げたりして、基本の姿勢を崩さないように注意。頭頂部は上へ引っ張られるようなイメージを持つのもコツ。

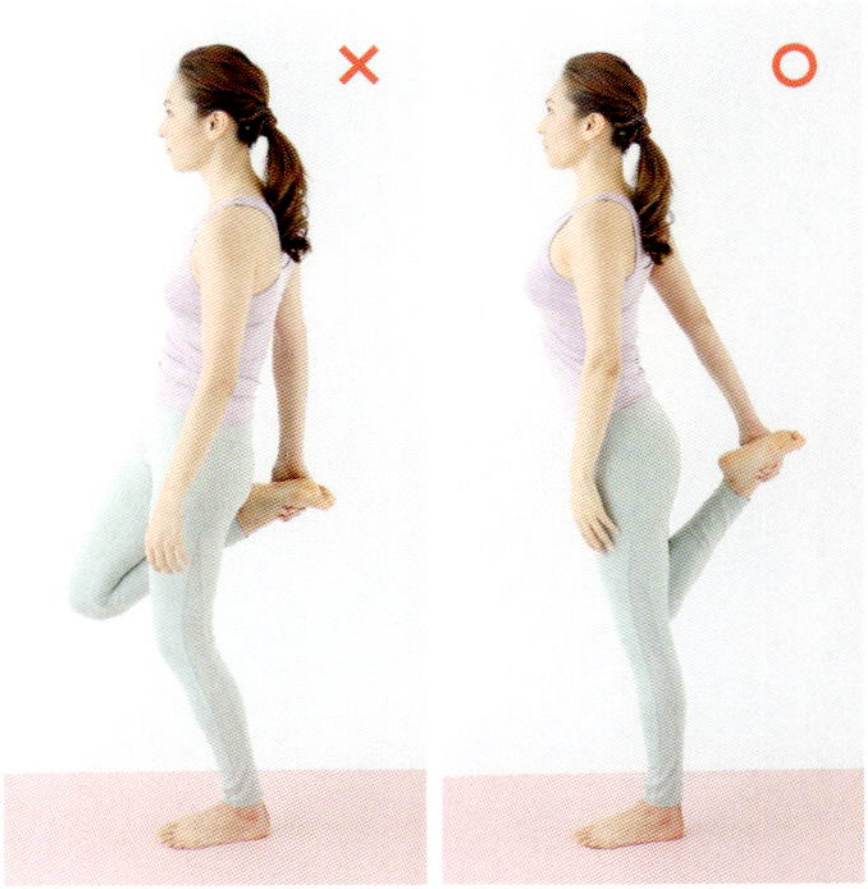

1ポーズとるだけ膣トレ⑥

背中とバストを美しく
肩甲骨寄せ

イスに座って膣を引き上げ、骨盤と連動する肩甲骨を引き寄せます。肩甲骨の可動域が広がり、バストの横や背中のたるんだぜい肉がスッキリ!

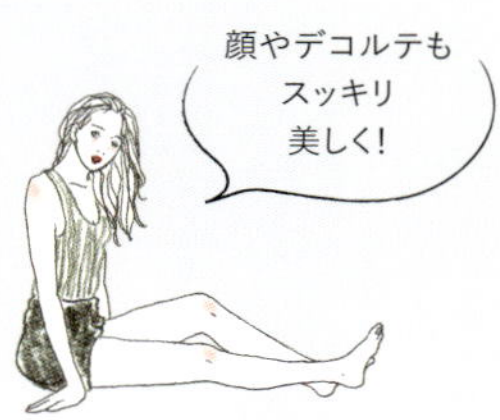
顔やデコルテも
スッキリ
美しく!

How to exercise

1
イスに座り、
足は腰幅に開き、
足の裏を床につける

2
両手を後ろで
組み、肩甲骨を
寄せる

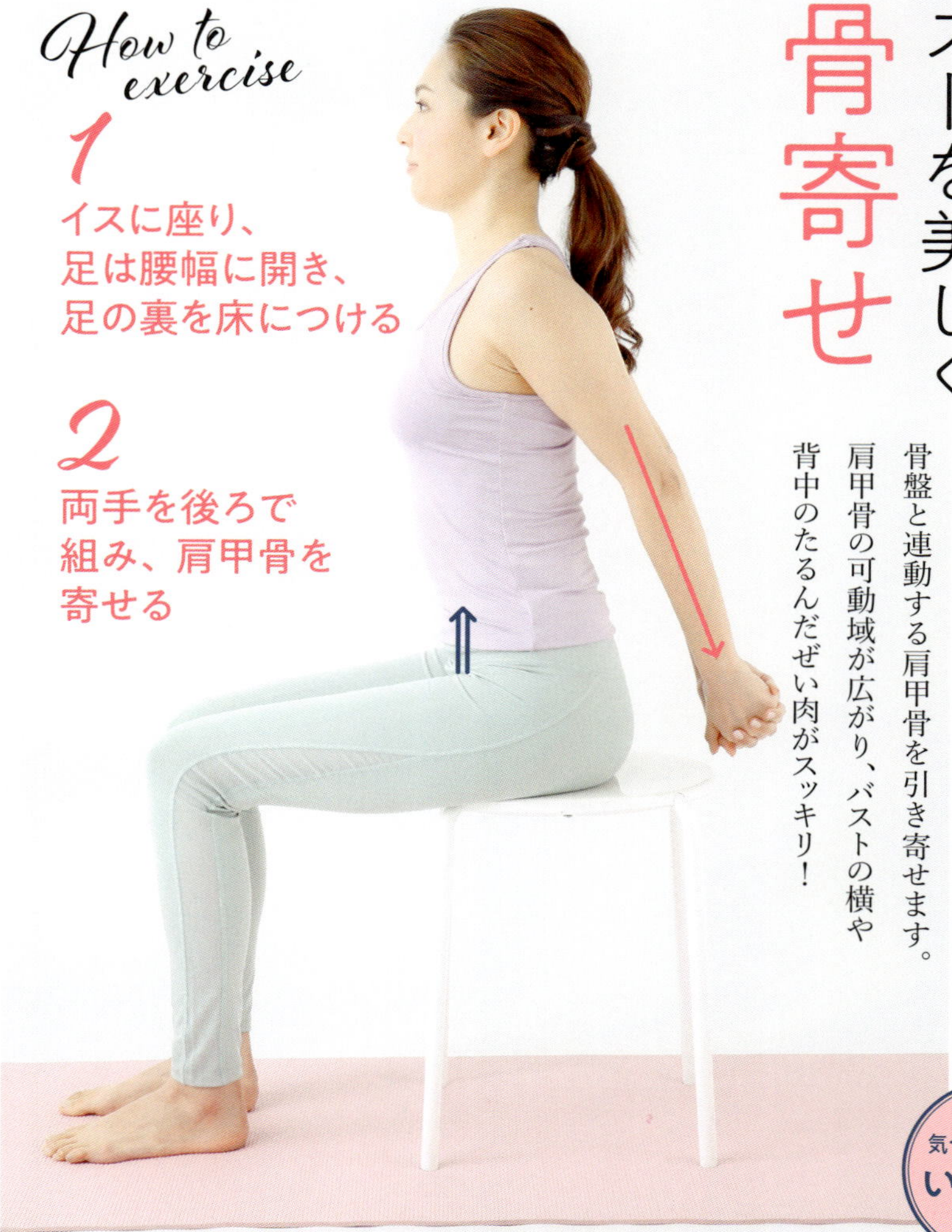

気づいたときは
いつでも

Check Point 肩甲骨寄せチェックポイント

Point 1

膣を閉めながら、座る意識を忘れずに

肩甲骨を寄せる前に、まずは膣を閉めて座る意識を持ちましょう。膣呼吸でイスの座面を吸い上げるようなイメージで、座ります。P71の膣トレ座りも参考に。

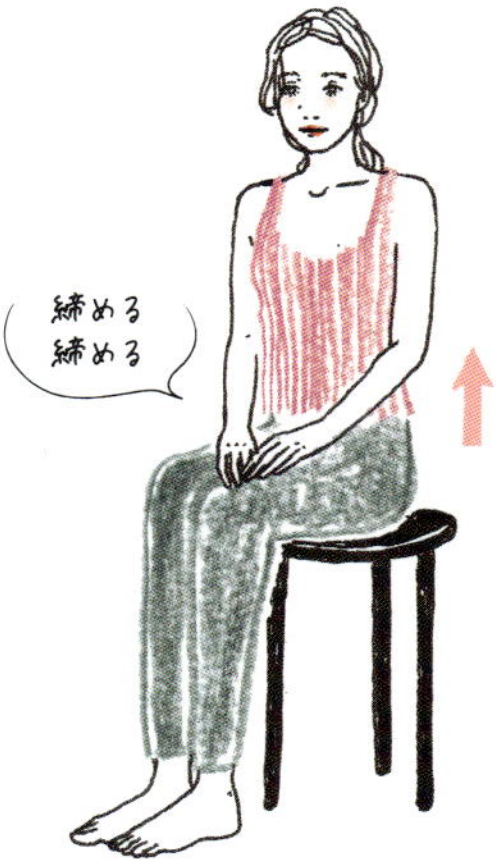

Point 2

お尻をベタッとつけずに座骨で座る

膣を閉めながら座ると、自然と左右の座骨で座れます。お尻の上半分がベタッと座面につくように感じるなら、膣を閉める意識が足りません。

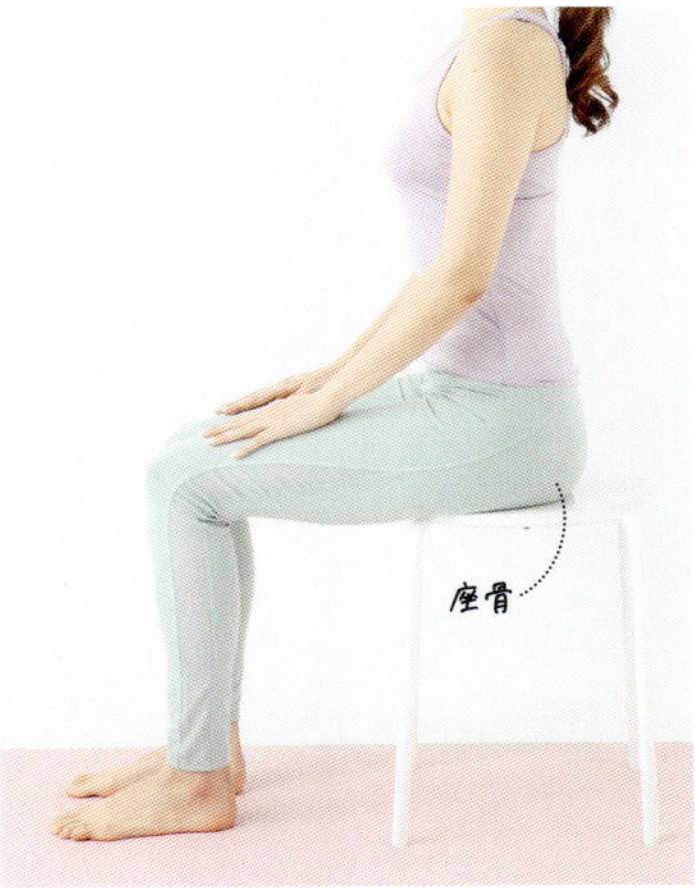

Point 3

肩甲骨をギュッと寄せる

腕を後ろに引くというよりも、左右の肩甲骨を中央に寄せながら肩を引き下げるのが効果アップのポイント。背中に深いしわが寄るほど、強く寄せましょう。

肩甲骨を寄せる

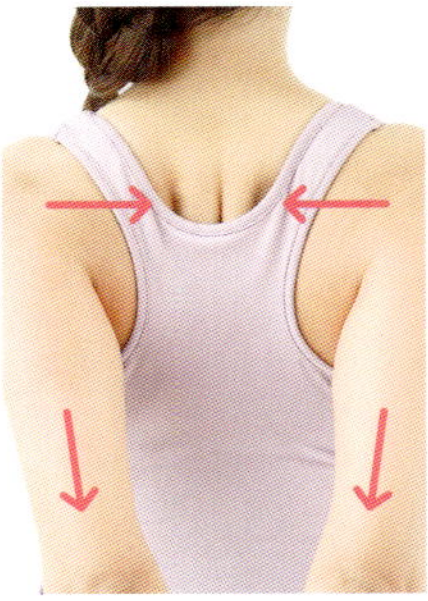

肩甲骨を開く

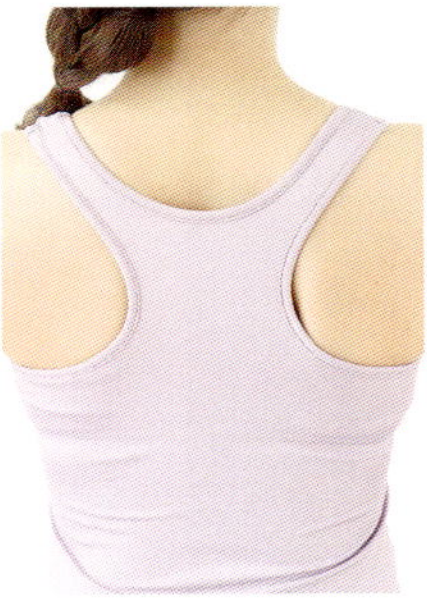

1ポーズとるだけ膣トレ⑦

膣の引き上げ力を強化 ペットボトルつぶし

膣の引き上げが
うまくできないと感じる人は、
内ももから膣に力を入れ、
ペットボトルをつぶして
膣の引き上げ力を強化しましょう。

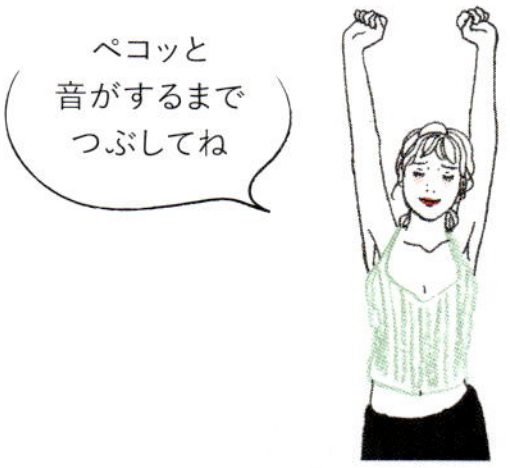
ペコッと
音がするまで
つぶしてね

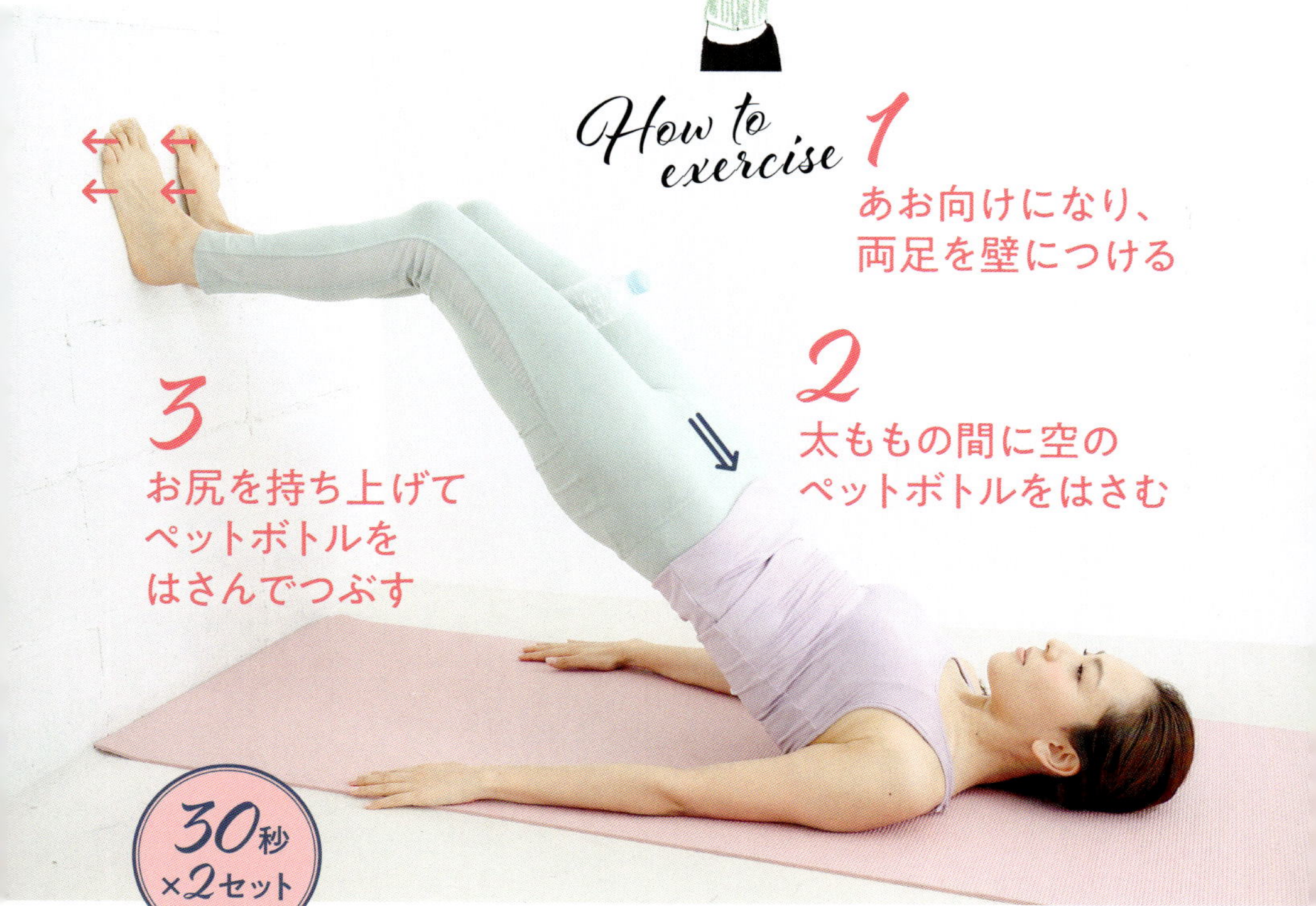

How to exercise

1 あお向けになり、両足を壁につける

2 太ももの間に空のペットボトルをはさむ

3 お尻を持ち上げてペットボトルをはさんでつぶす

30秒×2セット

Check Point ペットボトルつぶしチェックポイント

Point 1
足首とひざは同じ高さに

足首とひざは同じ高さにそろえて、足の裏をペタッと壁につけます。お尻を持ち上げたときに、ひざから肩が一直線になる位置に足の裏をつけるのがポイント。

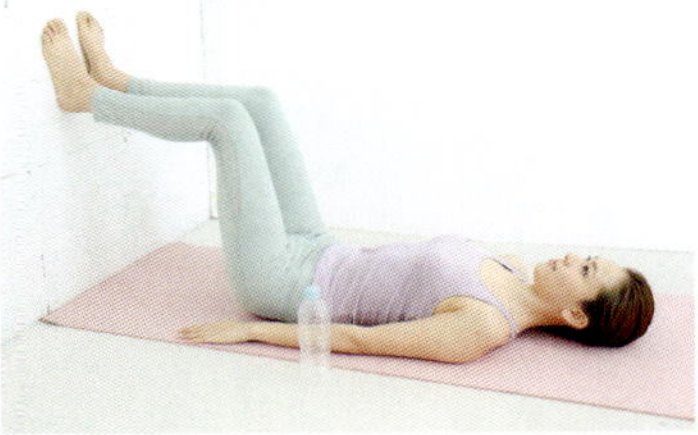

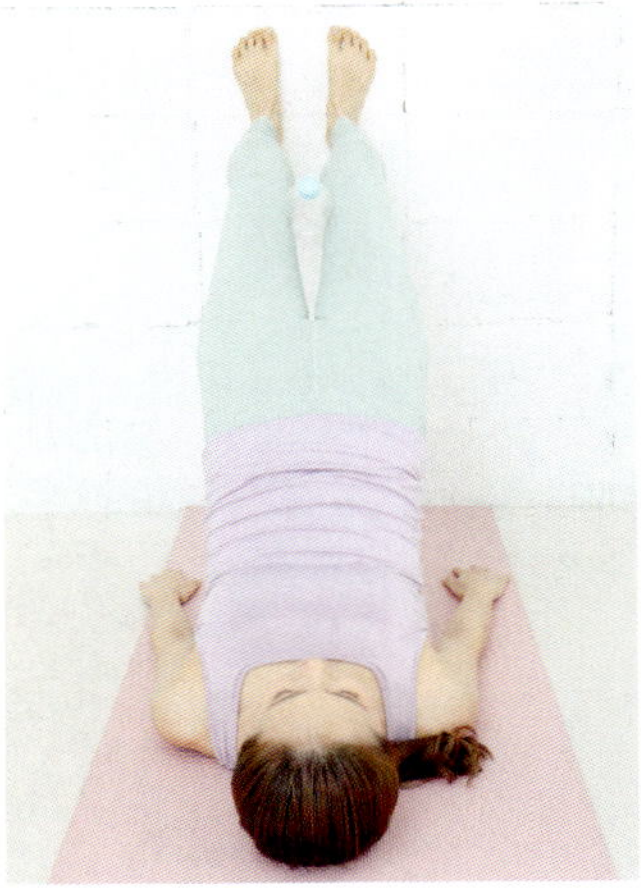

Point 2
足を腰幅に開き、太ももの間にペットボトルをはさむ

あお向けになり壁に両足をつけたら、足を腰幅に開いて、太もものひざの上くらいの位置に空のペットボトルをはさみます。ペットボトルはつぶれるくらいの柔らかさのものが◎。

Point 3
ペットボトルがペコッというまで内ももに力を入れる

ペットボトルをはさんだら、ひざから肩が一直線になるようにお尻を持ち上げます。膣呼吸をしながら、ペットボトルがペコッというまで内ももを引き寄せて。

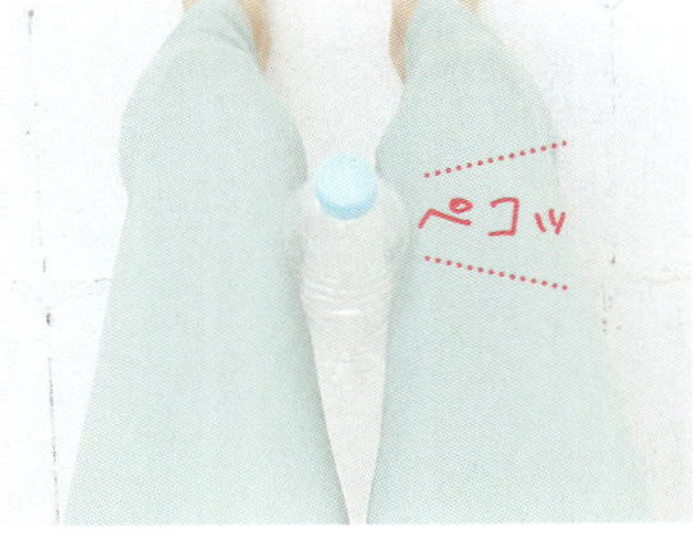

COLUMN

寝る前 膣まわりをゆるめましょう

膣リラックス ストレッチ

骨盤は夜になると少しずつ開いてお休みモードに。寝る前に膣呼吸で膣を引き締めたら、あとはゆっくりとリラックス。6つの動きで一日の疲れを癒しましょう。

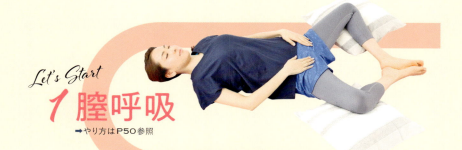

Let's Start

1 膣呼吸

➡やり方はP50参照

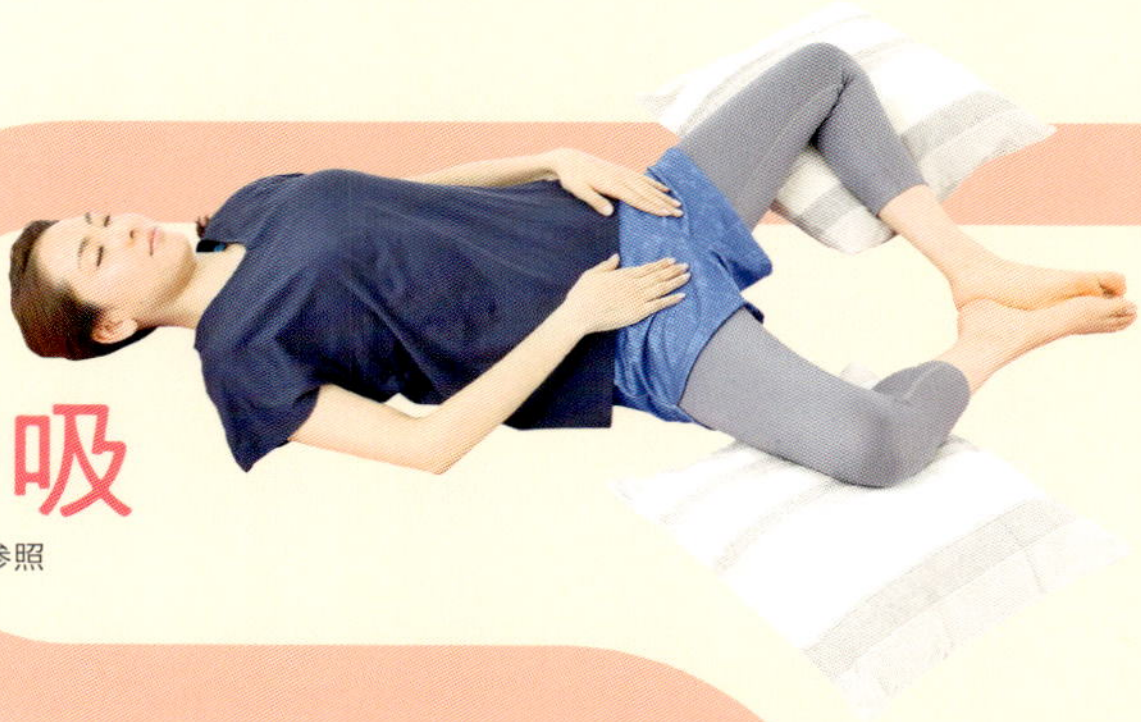

2 赤ちゃんゆらゆら

➡やり方はP94参照

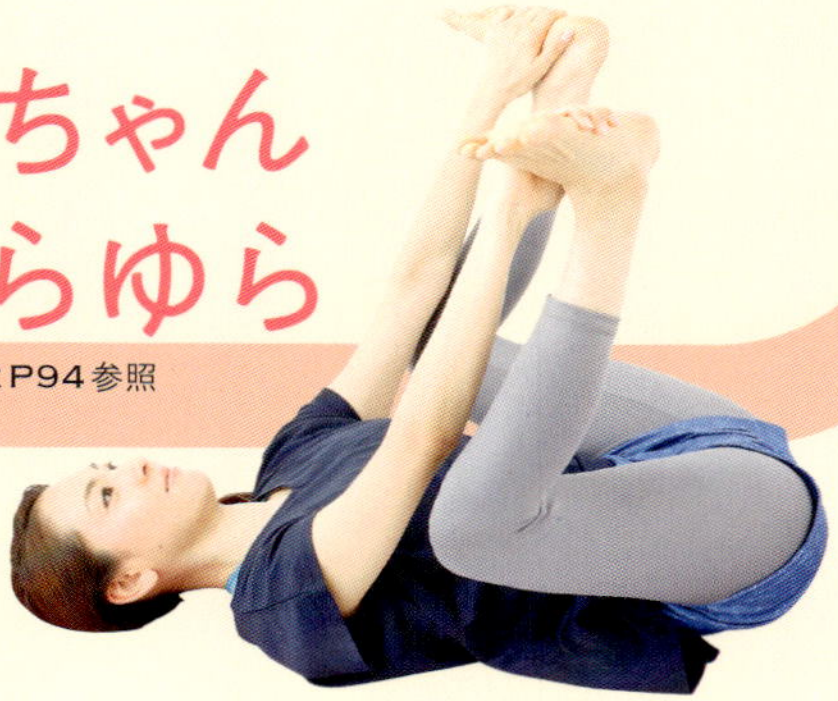

音声に合わせてやってみよう

3 ウエストねじり

➡やり方はP95参照

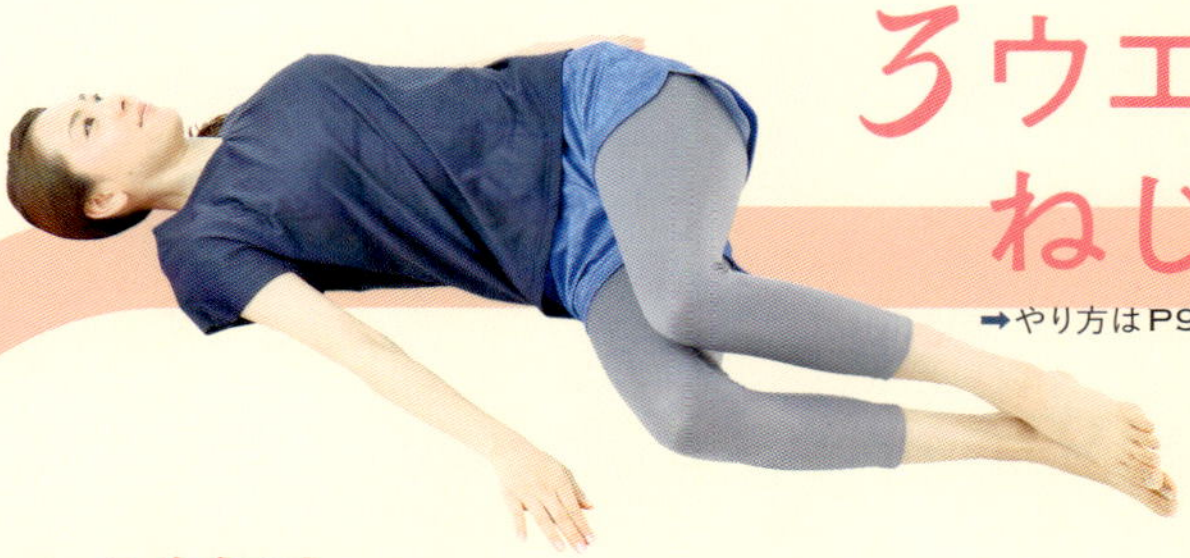

4 ひざ倒し

➡やり方はP96参照

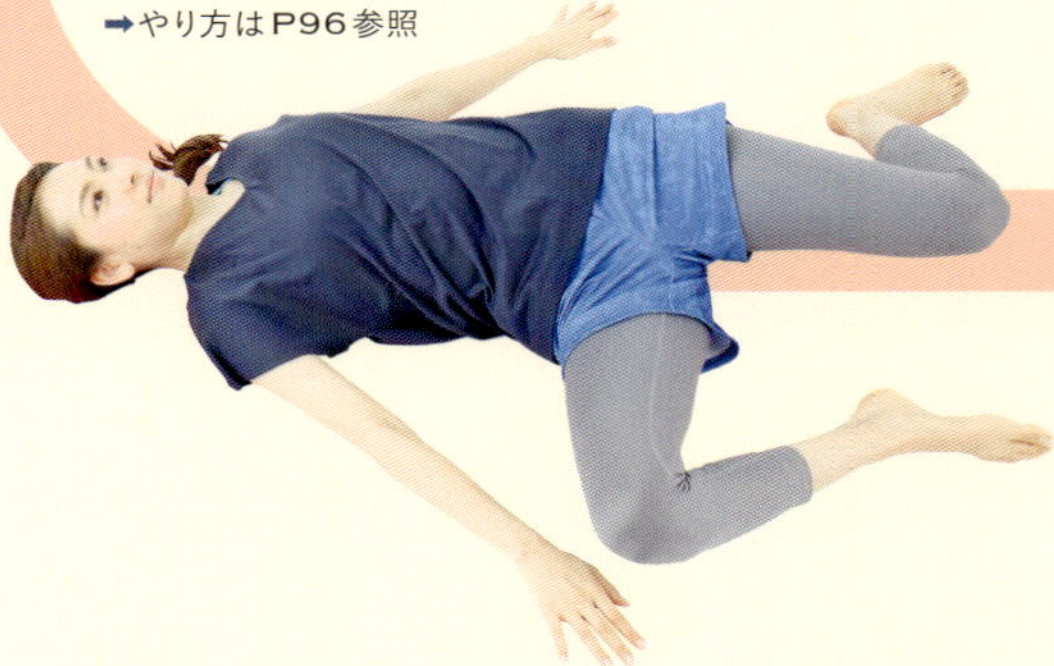

5 脚バイバイ

➡やり方はP67参照

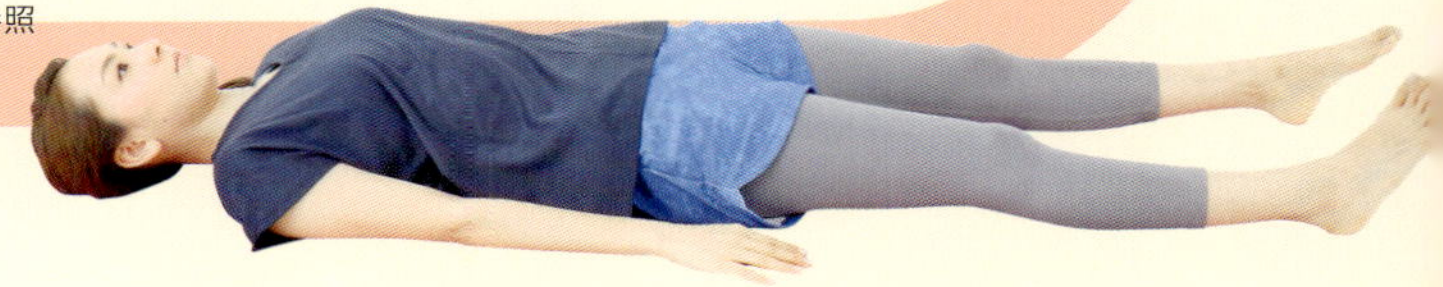

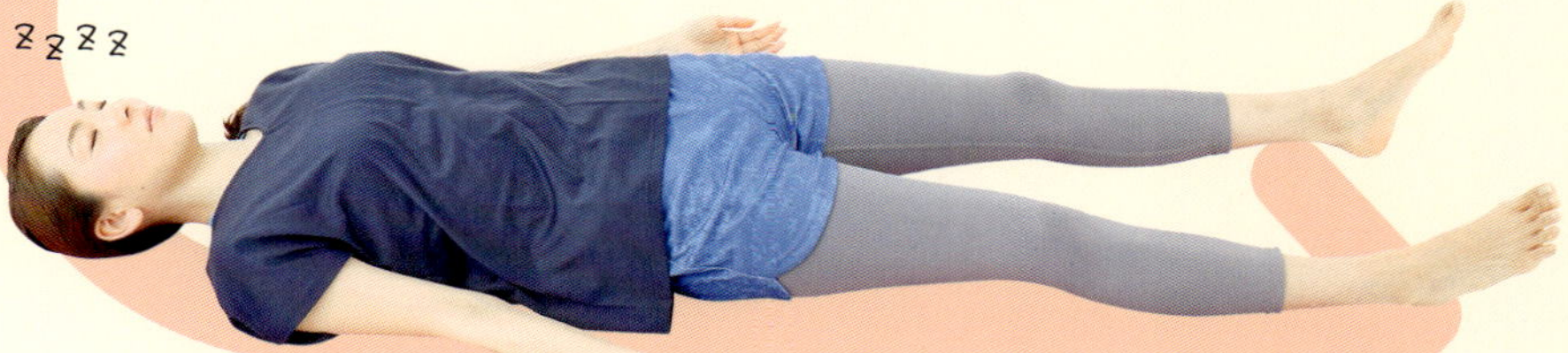

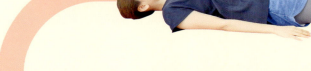

6 脱力レッスン

➡やり方はP97参照

骨盤のゆがみを調整

赤ちゃんゆらゆら

赤ちゃんのように脚を開いて、左右にゆらゆら揺れるだけ。一日の生活でゆがんだ骨盤をリセットしてくれます。

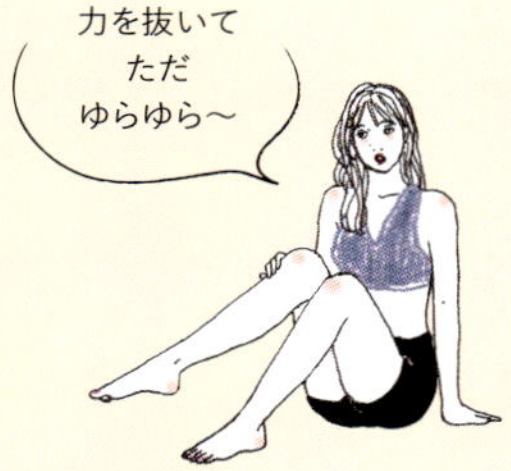
力を抜いて
ただ
ゆらゆら〜

How to exercise

1 あお向けになり、両ひざを曲げる

2 足の内側から両手を入れて、土踏まずを内側からつかみ、脚を開く

3 左右にゴロゴロ転がる

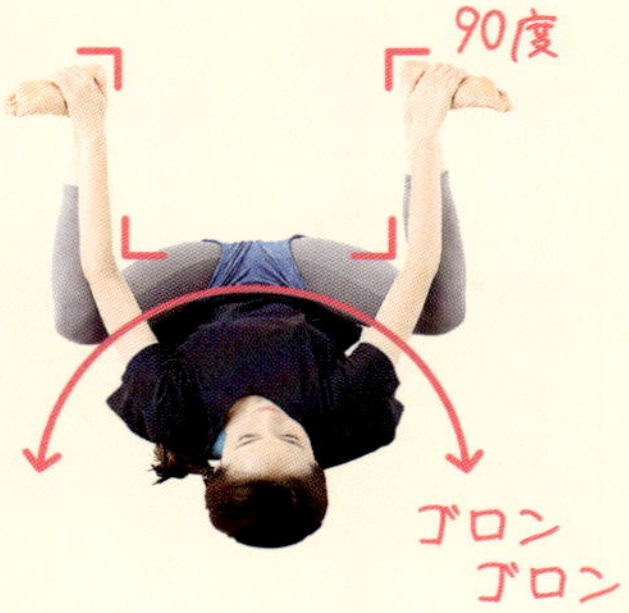
90度
ゴロン
ゴロン

1分

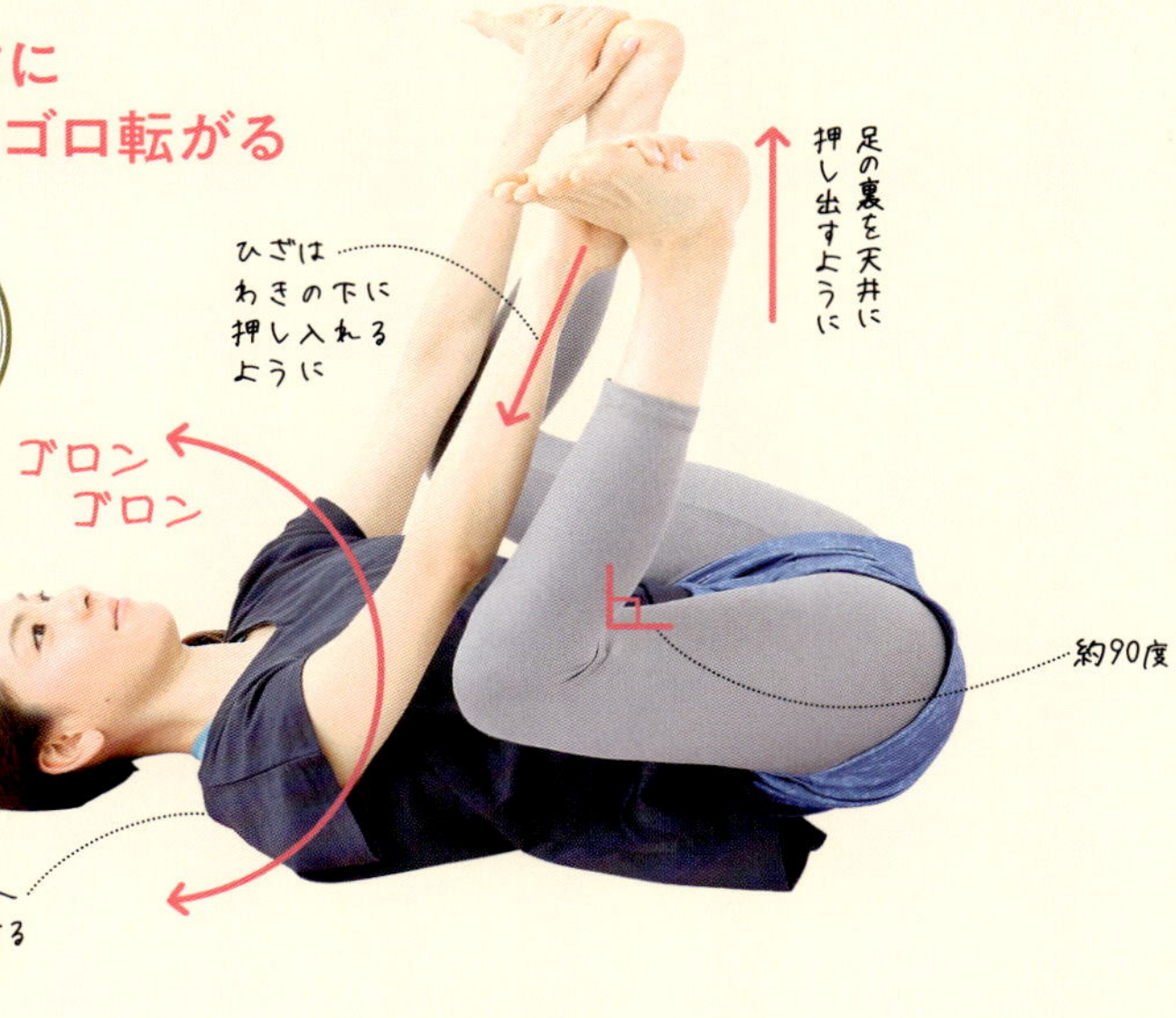
足の裏を天井に押し出すように
ひざはわきの下に押し入れるように
ゴロン
ゴロン
約90度
肩は床へ押しつけるように

寝つきをよくする

ウエストねじり

腰から下だけをねじってひと呼吸。腰のこわばりがとれると、体がポカポカしてきて、スーッと自然に寝つけます。

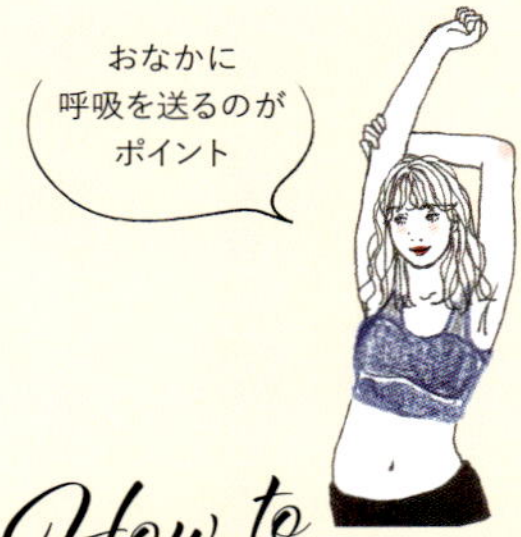
おなかに
呼吸を送るのが
ポイント

How to exercise

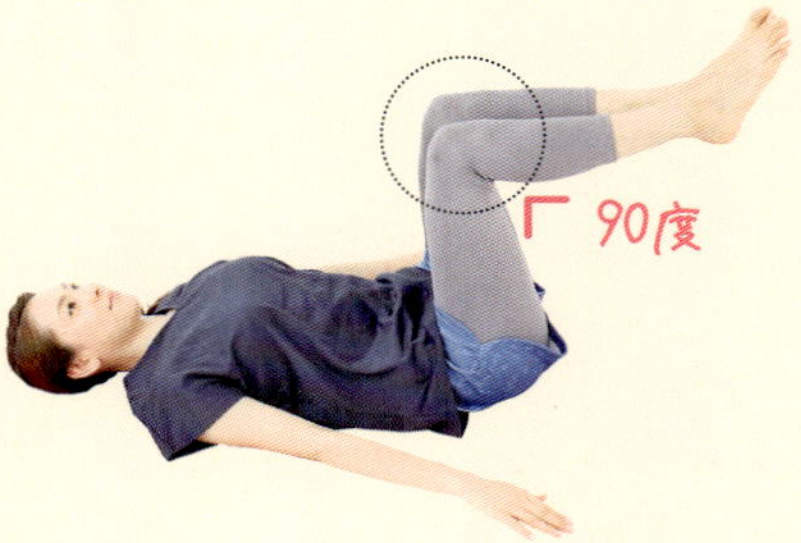
90度

1 両ひざを床から上げる

2 両ひざを右側へ倒し、おなかに息を送るように呼吸する

3 吸いながら両ひざを反対側へ倒す

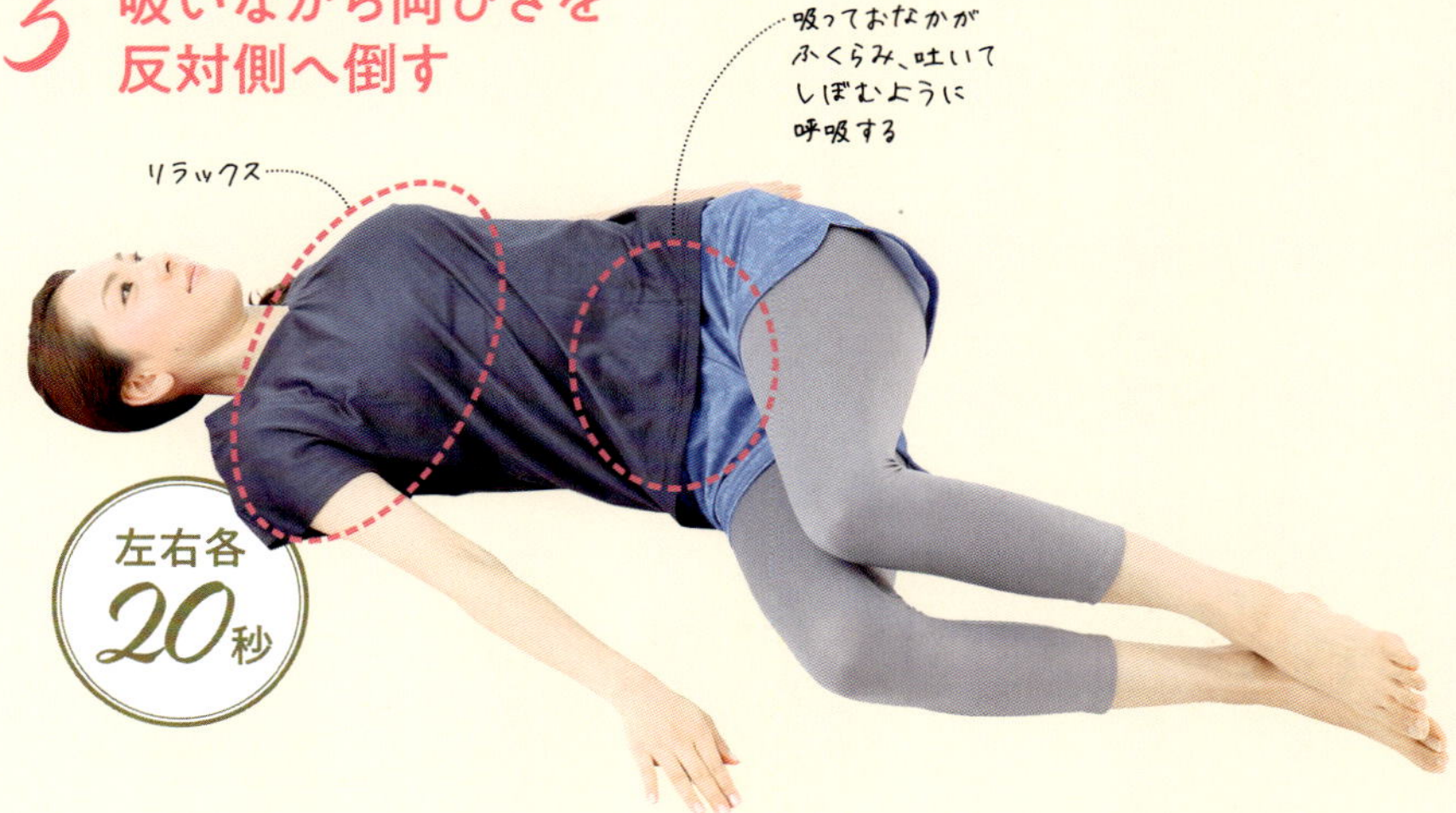
吸っておなかが
ふくらみ、吐いて
しぼむように
呼吸する
リラックス

左右各20秒

膣まわりの血流を促す

ひざ倒し

左右交互にひざを倒して、
膣まわりをはじめ
下半身の血流を促進します。
股関節をほぐして、
脚のむくみ改善にも！

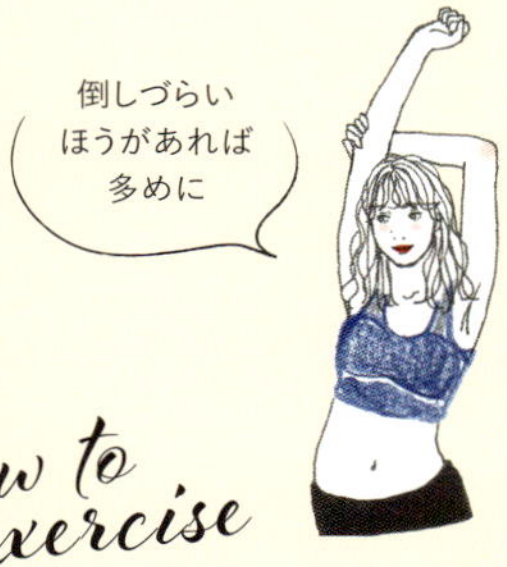
倒しづらい
ほうがあれば
多めに

How to exercise

1 ひざを立て、肩幅より広めに脚を開く

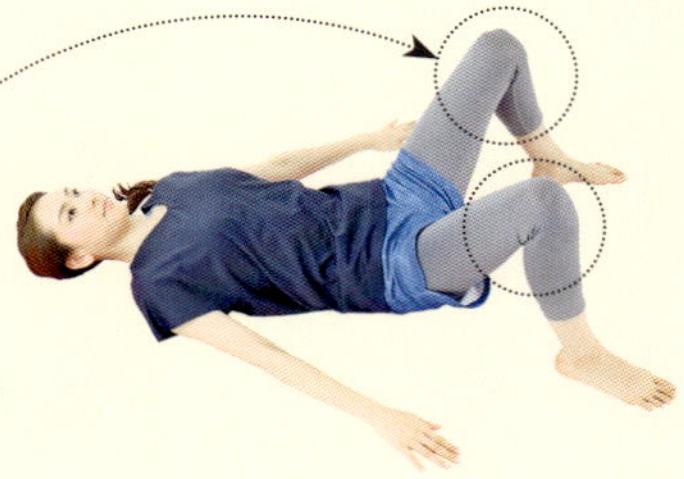

2 大きく息を吸い、吐きながら両ひざを右に倒す

3 吸ってもとに戻し、吐いて左に倒す

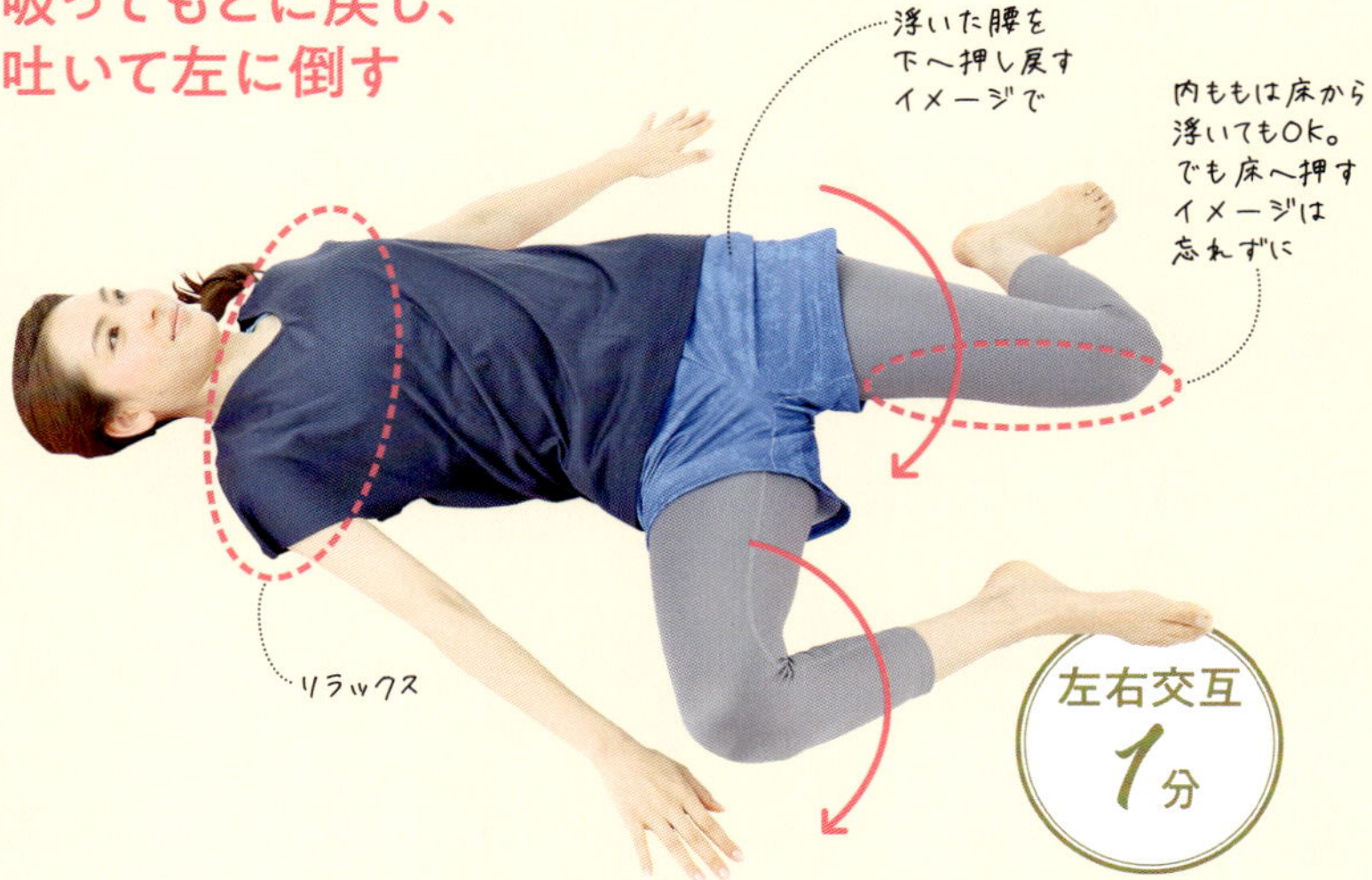
浮いた腰を
下へ押し戻す
イメージで
内ももは床から
浮いてもOK。
でも床へ押す
イメージは
忘れずに
リラックス

左右交互 1分

体の電源をすべてオフ
脱力レッスン

体はもちろん、口の中や目の奥まで、全身の力を抜く練習。音声ガイダンスに沿って行うと、力を抜きやすくなります。

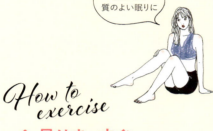

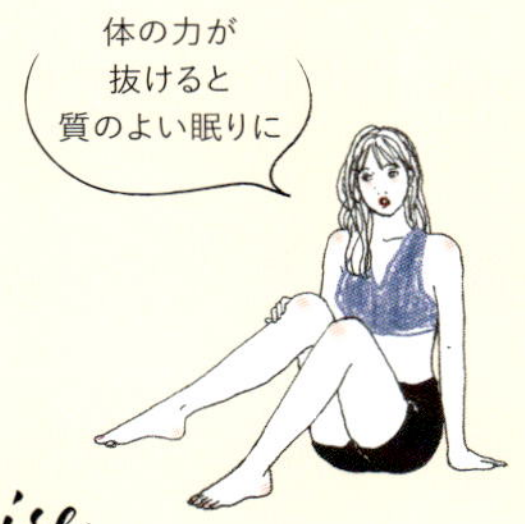
体の力が
抜けると
質のよい眠りに

How to exercise

1 足はまっすぐ、手のひらは天井に向け、腕と脚は心地よく開く

2 目を閉じてただぼんやりする。膣も手足も体もすべてゆるめる

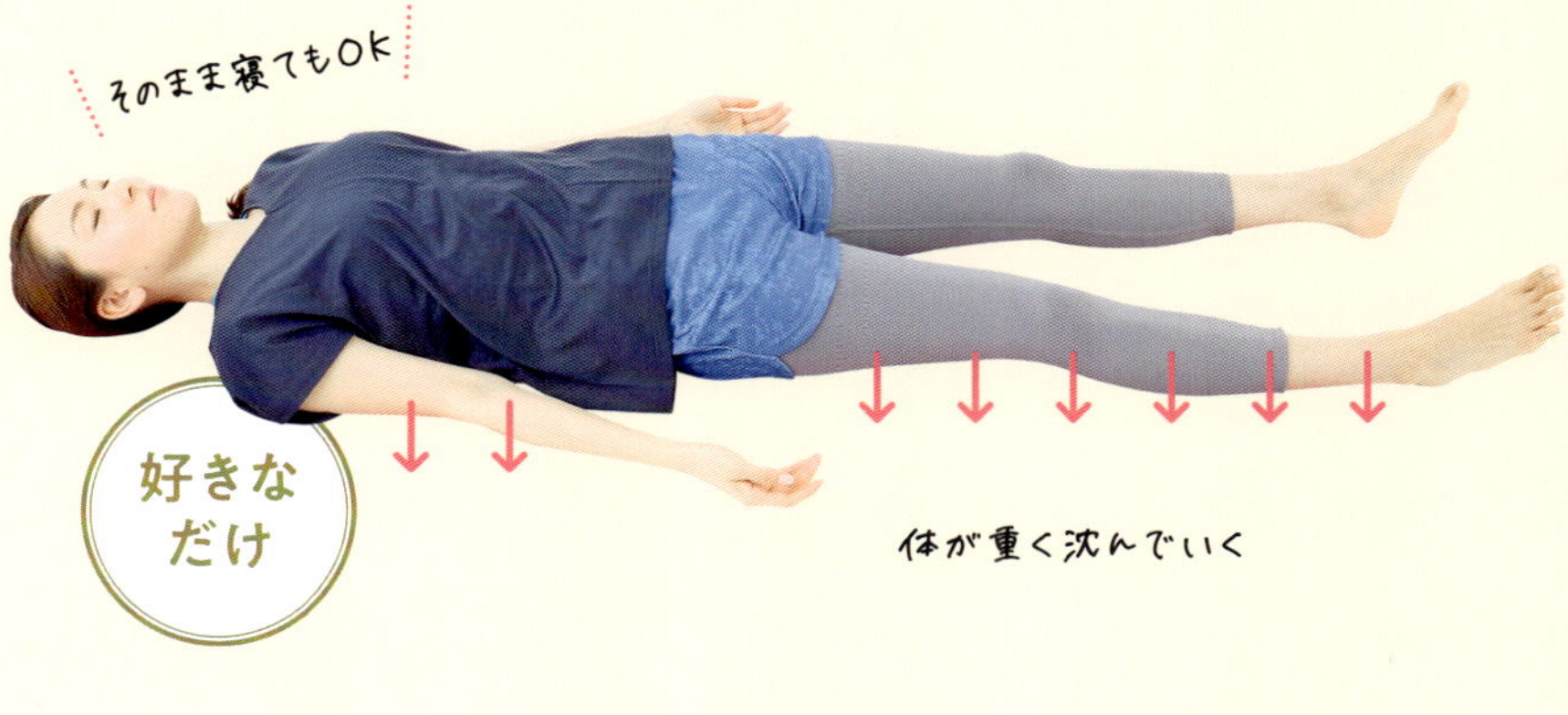
そのまま寝てもOK
好きなだけ
体が重く沈んでいく

Column

フランス助産師・Mélanie《メラニー》 Pawlas《パウェルス》さん発

フランスの膣ケア事情

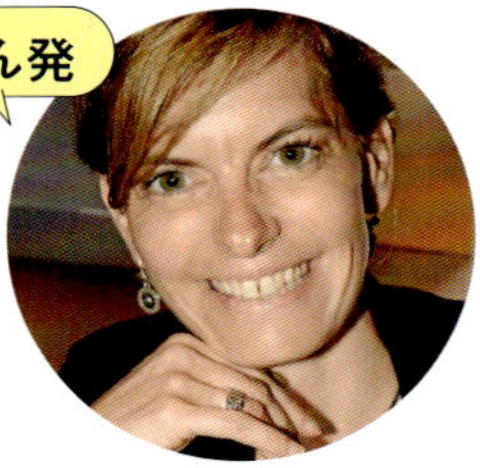

フランスで膣トレの指導や施術をできるのは、理学療法士と助産師です。病院で行うのではなく、それぞれが個別に治療室を構えていて、マンツーマンで指導や施術を行っています。助産師も理学療法士の場合も専用の機械か直接触れる施術のどちらかを患者が選んで行われます。フランスでは、膣トレは医師の処方箋があれば国民健康保険でカバーされ、無料で受けることができます。なので、産後のみならず産後以外の方も、若い方から閉経後の方まで、女性特有の悩みを抱えた幅広い年代の女性が膣トレの指導を受けています。

産後以外で膣トレに通う理由のベスト4は尿もれ、直腸脱、膣のゆるみ（水が入るなど）、性交渉時の不感症です。特に年齢とともに膣力が弱まるせいで起こる尿トラブルを回避することにつながっていると注目を集めています。

フランスの人気テレビ番組でも女性に関心のあるニュースとして膣トレが頻繁に話題に上るほど。フランス女性の間でも、体のほかの筋肉と同じように、膣も日々動かすことがとても重要だということが浸透してきています。

PART

4

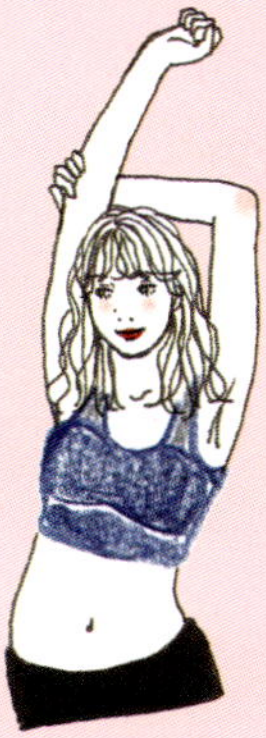

日常の何気ないことが大切!

ペリネにやさしい生活術

膣まわりおよび骨盤底筋群は
生活の中で思わぬリスクにさらされています。
女性ならではの、体を大切にする生活術で
魅力的な女性に!

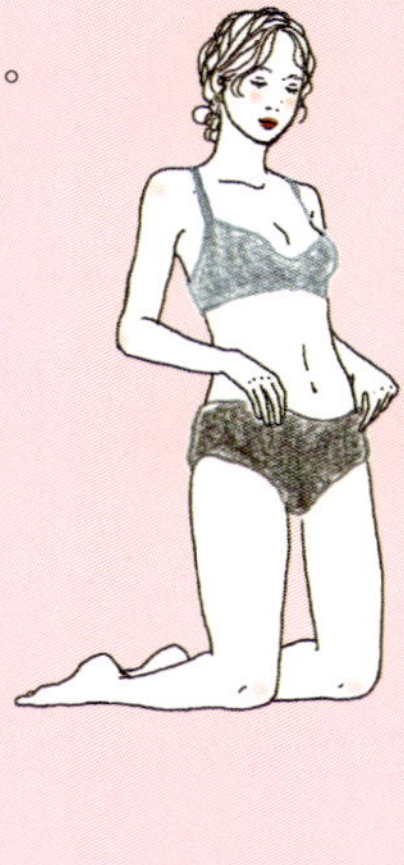

ペリネにやさしい生活術

1

何かに『寄りかかる』を極力やめる

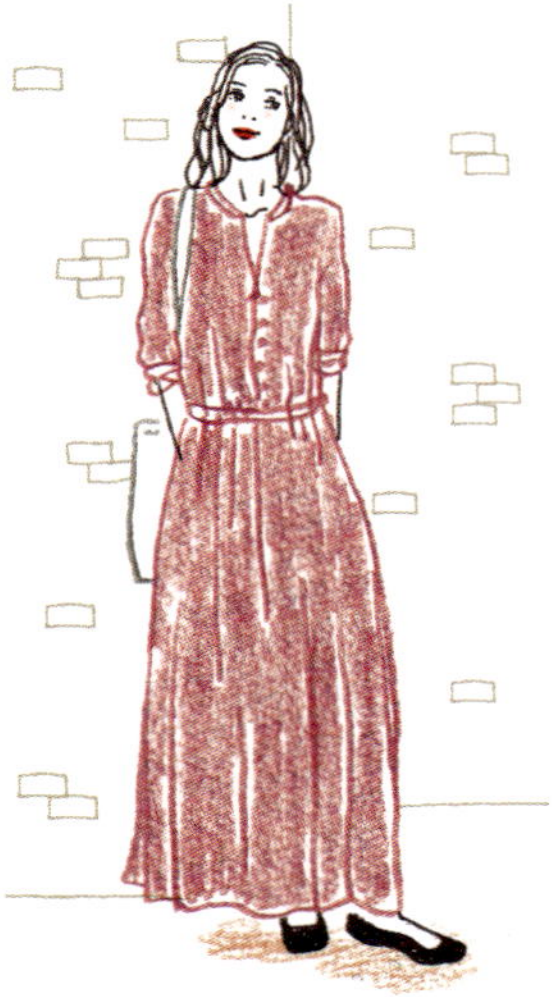

お皿を洗うときや料理をするとき、体のどこかがキッチンのふちなどに寄りかかっていませんか？　オフィスや外出先で、電車のポールやエレベーターの壁に、肩や背中で寄りかかっていませんか？　イスに座るとすぐに背もたれにもたれかかっていませんか？　これらはすべて膣をゆるませてしまう姿勢。一日を通してみると、私たちは、驚くほど長時間にわたり何かに寄りかかって生活していることに気づきます。でもほんの少し膣を意識するだけで、簡単に骨盤底筋群をゆるませない姿勢に改善することができます。それにはどんなときでも壁や背もたれに、寄りかかるのをやめること。Ｐ78で紹介したように、親指と小指のつけ根、かかとの内側と外側のこの4点で床を押すようにまっすぐ立ちましょう。膣からみぞおちまでが一直線になるイメージです。

フランスではホームパーティが多く、その場の立ち居振る舞いがとても大切です。日ごろから膣を意識し「寄りかからない」を実践するだけで、どのような場所でも美しさのオーラをまとえるようになるでしょう。

ペリネにやさしい生活術
2

重いものを持ち上げる前に『膣をロック』

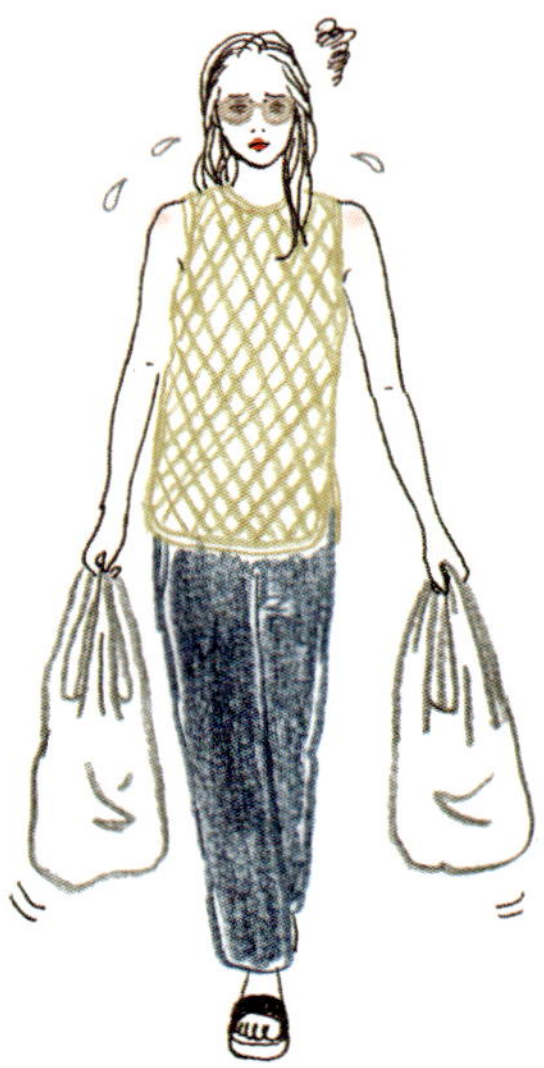

パソコンや必要資料の入った重いカバン、子どもを抱きながら両手にスーパーの袋、誰にでも重い荷物を持って頑張らざるを得ない状況があるでしょう。実は、荷物を持ち上げるその瞬間、膣には大きな負荷がかかります。これが骨盤底筋群をいためてしまう原因のひとつです。また重い荷物を持つと、肩が前に出る巻き肩になり、背中が丸まって骨盤が傾きます。すると、膣まわりに負荷がかかり、内臓を支えづらくなるのです。その状態で歩くということは、一歩踏み込むたびに膣が悲鳴をあげることになります。

　荷物を持ち上げるときは、反り腰にならないように注意しながらひざをゆるめ、まずはペリネの3パートをしっかりと引きしめます。そして膣とおなかの力を使って持ち上げましょう。歩くときはＰ72の膣ロックウォークで。両手で荷物を持つ場合は、できる限り左右の荷物の重さが均等になるようにします。片側の場合は、持ち手を左右持ち替えながら、膣からまっすぐに引き上げる意識を持ち、両肩の高さを変えないようにしながら歩くのがおすすめです。

ペリネにやさしい生活術
3

『冷たいもの・甘いもの』は飲みすぎない食べすぎない

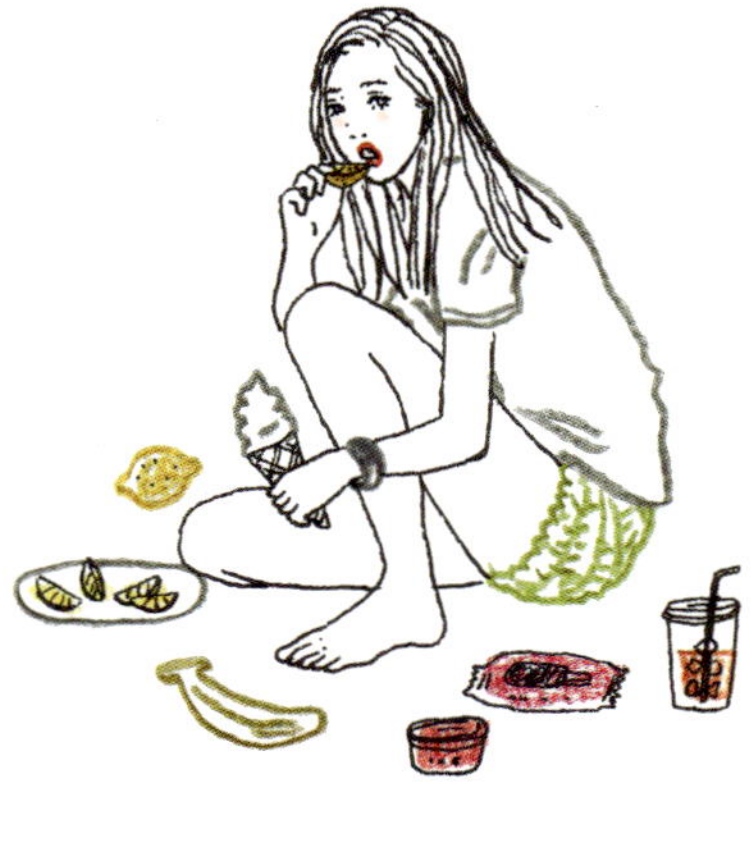

膣と食べものなんて関係ない、と思っていませんか？　膣まわりの骨盤底筋群も筋肉ですから、大豆製品、卵、肉、魚などのたんぱく質が不足すると、筋肉が衰えてしまいます。

また、炭酸飲料に大量の氷を入れて飲んだりしていませんか？　冷たいものや甘いもののとりすぎも膣にとってはＮＧ。甘いもの＝特に白い砂糖のとりすぎは体を冷やすと言われています。冷えている人に限って、冷たいもの、甘いものが大好きという人が少なくありません。それがさらに膣まわりの血流悪化を招いているのです。

冷たいものや甘いものをとりすぎると、血流が悪くなり、おなかから体が冷えます。当然膣まわりの血流も悪くなり、生理不順やＰＭＳなどの不調を引き起こす原因になります。冷たいものや甘いものを控え、おなかを温めれば、おなかに脂肪がつきづらくなり、膣まわりの筋肉の衰え予防にもなります。食生活も、膣にやさしく、を意識してみましょう。

ペリネにやさしい生活術
4

『テニス』や『ランニング』膣に大きな負担をかける運動に注意

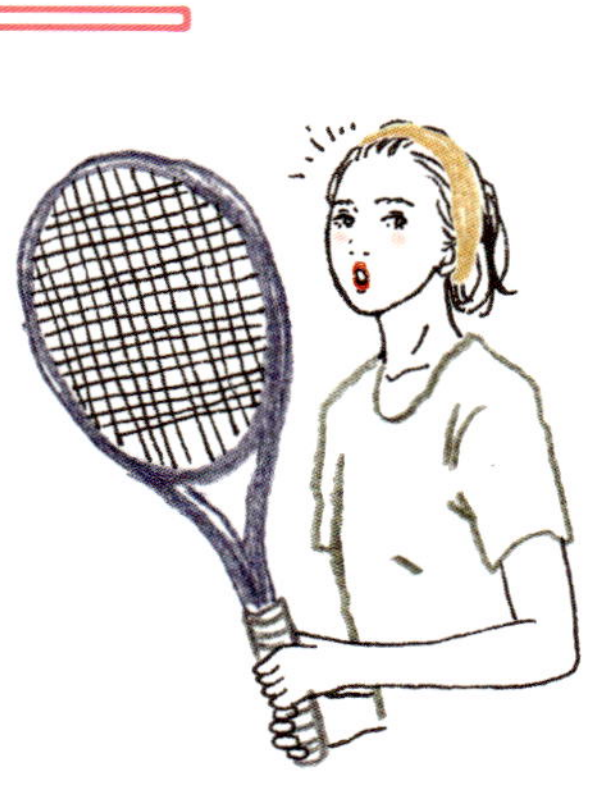

定期的な運動は体の健康やボディメイクにとてもいい習慣です。でも膣まわりの骨盤底筋群が衰えていると、尿もれをするリスクが高い運動があります。その代表例がテニスやランニングです。テニスなどのラケットスポーツは、ボールを打ち返すとき、瞬間的に大きな腹圧がかかって膀胱を刺激します。骨盤底筋群が衰えているとその刺激によって、ボールを相手コートに返すと同時に尿もれという事態に。またランニング愛好者の中には尿もれに悩んでいる人が少なくありません。ランニングによるリズミカルな縦の振動は自分で思っているよりも膣に負荷を与えます。膣トレで骨盤底筋群を鍛えれば、これらの尿もれの予防にもなりますし、改善することができます。

他にも膣に負担をかける運動はたくさんありますが、膣トレを行えばやめる必要はありません。ただし、それでも骨盤底筋群をいためる原因になってしまうことも。現在フランスでは男女を問わずプロのアスリートたちにも膣トレが推奨されています。運動をする人にとっても膣トレは大切だということです。

ペリネにやさしい生活術

5

いくつになっても『恋愛体質』。「セラヴィ」で人生を楽しむ

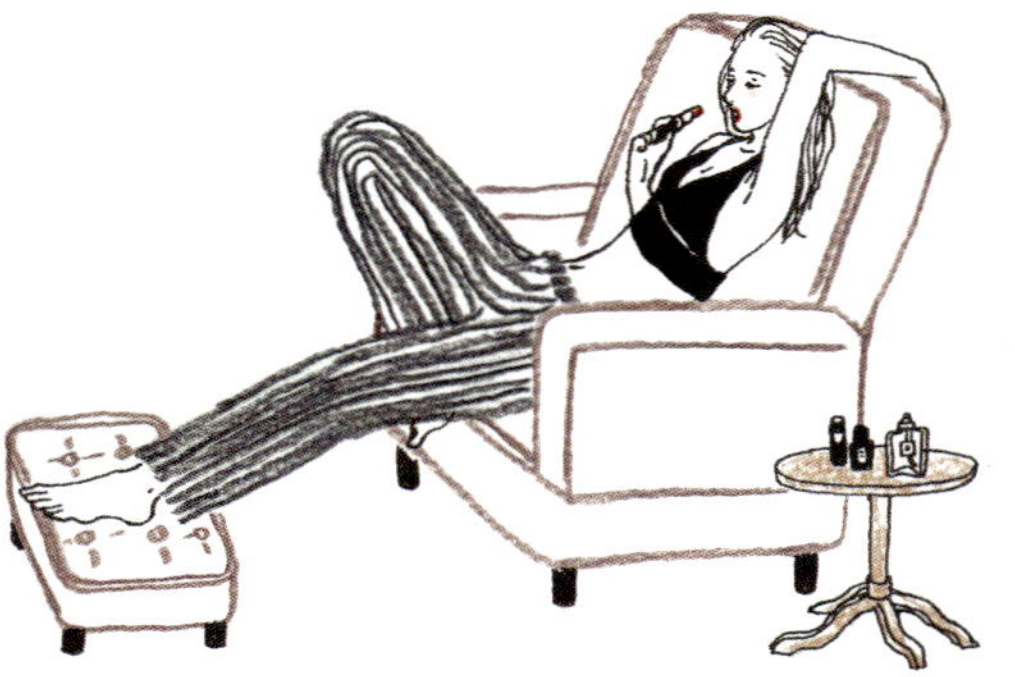

フランスの女性は、母になっても妻になっても、いくつになっても恋をしていたい！という恋愛体質の人が多いのです。そんな女性たちは、特に女性としての人生を楽しんでいるという印象を受けます。

そんな人生観の中で欠かせないのが膣トレです。膣まわりが衰えることで起こる、尿もれや性交痛は恋愛体質の女性の大敵。それを思うと、フランス人女性が女性特有の膣まわりの健康を大切に考え、膣トレがフランス人女性のスタイルや生活に欠かせないもののひとつなのも当然なのかもしれません。

フランスでよく出合う言葉があります。それが「セ・ラ・ヴィ」です。直訳すると「それも人生」。日本語なら「しょうがない」というシチュエーションのときに使うのですが、「しょうがない」と諦めず、フランス人は「それも人生」といいながらすでに次の一歩を踏み出しているように、楽しんでいるように私には見えます。年齢を重ねて体型崩れや尿もれなど「しょうがない」と諦めてはもったいない。「セラヴィ」でまずは膣トレから始めてみませんか？

おわりに

今年、４年ぶりに一時帰国をしたとき、テレビを見ていて一番驚いたのは、尿もれパッドのＣＭが登場していたことと、それを生理用パッドのＣＭより多く見かけたことでした。さらに、朝の情報番組では、尿のトラブル改善に関する膣トレにまつわる内容を紹介していました。とどめは、親友が最近はまっているというランニング。なんと尿もれをするので生理用パッドをつけて走っているというのです。彼女はだれもが認める美魔女的ワーキングママ。私はそれを聞いて思わずのけぞってしまいました。ここ数年、日本でも『膣トレ』というワードが広く一般的になりつつあると聞いていたのですが、まだまだ浸透はしていないのだと感じたのです。

さかのぼること２０１２年。第一子の産後に私はフランスで膣トレに出合います。ヨガもしていましたし、人よりも体力が自慢で「自分なら大丈夫」と根拠のない自信があっただけに、出産後、体型がすぐに戻らなかったり、尿もれするなど、想像もしていなかった体の変化に驚きました。しかし、その問題に対する膣トレの効果は絶大だったのです。その頃からいつか「日本の女性にもフランス式膣トレを広めたい」と、この企画を温めてきました。

あれから7年。現在私は42歳で、1歳4歳7歳、3人の育児をしています。全員高齢出産ですが、このフランス式膣トレのおかげで産後太りを気にしないまま今に至ります。

誰でも年を追うごとに、年齢のせいや運動をする時間がないからと「しょうがない」という言い訳を積み重ね、色々なことをあきらめがちになります。そこから一歩踏み出すきっかけになるのが、いつでもどこでもこっそりできる究極のながらエクササイズ、膣トレです。最初は膣を意識することは難しいかもしれません。でも「習うより、慣れろ」。続けていくうちに、自分の中で大きな変化を感じることができ、それが膣トレを続けるモチベーションへとつながると思います。

フランス式膣トレを普段の生活の中に取り入れることで、たくさんの女性が輝きを取り戻せるお手伝いができたら、こんなにうれしいことはありません。また、近い将来この膣トレが、男女問わず、あらゆるエクササイズのベースとして常識化されることを心より願っています。

令和元年6月末日　ベルジェロン容子

著者

ベルジェロン容子

ヨガをベースとしたパーソナルトレーニングを行う。フランスやアメリカで活動。フランスで出産後、フランス式膣トレ「レエデュケシオン デュ ペリネ」に出合い、それを取り入れた独自メソッドを開発。3児の母。

医学監修

松村圭子

成城松村クリニック院長。日本産科婦人科学会専門医。広島大学医学部卒。同大医学部産婦人科学教室を経て現職。テレビや雑誌などの医学監修や出演でも活躍。『美人をつくる「女性ホルモン」アップ69の秘訣』(主婦の友社)ほか著書多数。

STAFF

カバー・本文デザイン	望月昭秀+片桐凜子(NILSON)
カバーイラスト	杉山真依子
本文イラスト	itabamoe
撮影	山上 忠
モデル	SOGYON
ヘアメイク	斉藤節子
編集・取材	山本美和
校正	麦秋アートセンター
DTP	ノーバディー・ノーズ
音響	宮本かおり 岡田奈都美(マジックカプセル)

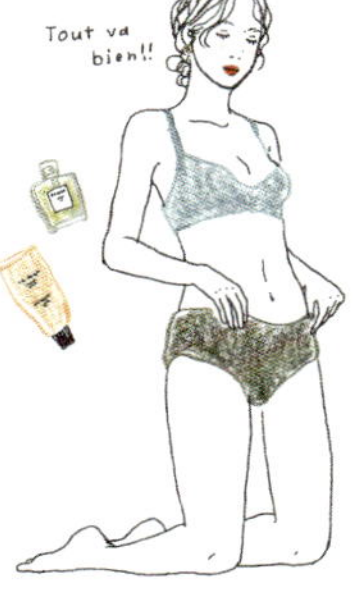

フランス式 1分膣トレ

くびれ 腹凹 若返り 思うまま!

2019年7月9日 第1刷発行
2020年2月6日 第2刷発行

著　者	ベルジェロン容子
発行人	鈴木昌子
編集人	滝口勝弘
編集長	小中知美
発行所	株式会社学研プラス 〒141-8415 東京都品川区西五反田2-11-8
印刷所	大日本印刷株式会社

●この本に関する各種お問い合わせ先

本の内容については Tel 03-6431- 1223(編集部直通)
在庫については Tel 03-6431- 1250(販売部直通)
不良品(落丁、乱丁)については Tel 0570-000577
学研業務センター 〒354-0045 埼玉県入間郡三芳町上富279-1
上記以外のお問い合わせは Tel 03-6431-1002(学研お客様センター)